ESTÉTICA DA VOZ

Dados Internacionais de Catalogação na Publicação (CIP)
(Câmara Brasileira do Livro, SP, Brasil)

Acuña Quinteiro, Eudosia
 Estética da voz : uma voz para o ator / Eudosia Acuña Quinteiro.
8. ed. São Paulo : Plexus Editora, 2018.

Bibliografia.
ISBN 978-85-85689-77-3

1. Fala 2. Voz – Educação I. Título.

06-7456   CDD-808.5
                                                                              -805.5

Índices para catálogo sistemático:

1. Educação vocal : Retórica   808.5
2. Voz : Cultura : Retórica   805.5

Compre em lugar de fotocopiar.
Cada real que você dá por um livro recompensa seus autores
e os convida a produzir mais sobre o tema;
incentiva seus editores a encomendar, traduzir e publicar
outras obras sobre o assunto;
e paga aos livreiros por estocar e levar até você livros
para a sua informação e o seu entretenimento.
Cada real que você dá pela fotocópia não autorizada de um livro
financia um crime
e ajuda a matar a produção intelectual em todo o mundo.

ESTÉTICA DA VOZ
Uma voz para o ator

EUDOSIA ACUÑA QUINTEIRO

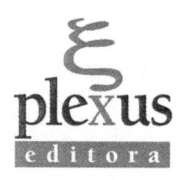

plexus
editora

ESTÉTICA DA VOZ
Uma voz para o ator

Copyright © 1994, 2007 by Eudosia Acuña Quinteiro
Direitos desta edição reservados por Summus Editorial

Editora executiva: **Soraia Bini Cury**
Assistentes editoriais: **Bibiana Leme e Martha Lopes**
Capa: **Sylvia Mielnik e Nelson Mielnik**
Ilustrações: **Edgar Bolanho**
Diagramação: **Acqua Estúdio Gráfico**
Fotolitos: **Casa de Tipos**

Plexus Editora
Rua Itapicuru, 613, 7º andar
05006-000 São Paulo – SP
Fone (11) 3862-3530
Fax (11) 3872-7476
http://www.plexus.com.br
e-mail: plexus@plexus.com.br

Atendimento ao consumidor:
Summus Editorial
Fone (11) 3865-9890

Vendas por atacado:
Fone (11) 3873-8638
Fax (11) 3872-7476
vendas@summus.com.br

Impresso no Brasil

Homenagem especial a meus pais
Antonio (in memoriam) *e Herminia*

Ofereço este singelo trabalho aos amantes do teatro, principalmente aos que vivem distantes, muito longe mesmo, porém perto demais dos impunes colonizadores que se acotovelam no Bexiga e em Ipanema.

SUMÁRIO

Prefácio à nova edição 9
Considerações gerais 11
Introdução 15

I. CORPO 23
   1. Considerações gerais 25
   2. Imagem corporal 29
   3. Postura corporal 33
   4. Os pés 37
   5. Os joelhos 43
   6. O pescoço 47
   7. As articulações 49
   8. O relaxamento 51
   9. O aquecimento muscular pré-cênico 55

II. VOZ 59
    1. O "ter uma voz" 61
    2. Sistema respiratório 63
    3. Seios paranasais 67
    4. Faringe 69
    5. Laringe e pregas vocais 71

6. Traquéia, brônquios e alvéolos 73
7. Pulmões 75
8. Diafragma 77
9. Respiração 79
10. Como respirar 83
11. Apoio respiratório 87
12. Manifestações respiratórias 89
13. A barriga 91
14. Curva de queima 93
15. Nasalidade 97
16. Higiene da voz 99
17. Imagem vocal 107
18. Aquecimento vocal pré-cênico 113

III. PALAVRA
1. Valor da palavra 119
2. O ouvir 123
3. Partitura do ator 127
4. Articulação da palavra 131
5. Visualização da palavra 135

Conclusão 147
Notas 153
Bibliografia 157

PREFÁCIO À NOVA EDIÇÃO

Um livro, como toda e qualquer criação, tem vida própria. Cada livro segue um caminho muito especial; ouvimos ecos de sua trajetória a cruzar nossa própria vida, nos lugares mais distantes. É como um ser independente que nos precede. Sempre nos surpreendemos com esse caminhar solto de cada livro. Este – que foi pensado para o ator, um profissional tão especial – continua a surpreender-me pelo ineditismo com que tem impactado positivamente vários países, nos nichos de saber os mais diversos. Parece que é sua especialidade. Um saltimbanco por natureza, avança por onde quer, recriando o saber sobre voz, fala e seu uso cênico. Isso me deixa feliz, pois a intenção é de servir, e o livro *Estética da voz – Uma voz para o ator* sabe realizar seu papel muito bem.

Com relação às edições anteriores, seu conteúdo foi mantido, por ser ainda muito atual; apenas acresci pequenas coisas que melhor poderiam esclarecer o leitor, mas não me atrevi a ir mais adiante, a gerar novos capítulos, isso não. Afinal, no segundo semestre de 2006, ele completará dezessete anos, e está tão inteiro como se fosse a primeira edição. Seus conceitos são ainda a base de minhas aulas, não apenas para atores, mas para o treinamento de todo falante profissional nas diversas áreas.

As conquistas de meu crescimento investigativo ficam para outra ocasião, outro livro, que com certeza tomará seu rumo independente, pois assim é que deve ser.

A todos que prestigiaram esta criação ao longo de tanto tempo, muito agradeço por estarmos juntos. Aos que agora iniciam a leitura, recomendo perseverar sempre.

Eudosia

CONSIDERAÇÕES GERAIS

Este trabalho pretende ser uma abordagem do processo criativo do ator no que concerne à voz e à fala.

Desde o Conservatório Nacional de Teatro, no Rio de Janeiro, onde fui aluna, percebi que a expressão oral do ator é de suma importância para seu trabalho, sua profissão. Desde então, busco um desenvolvimento constante do processo vocal e constatei algumas dificuldades que podem ser distribuídas assim:

1. O profissional de teatro tem pouca consciência de seu material de trabalho – voz e fala – e não tem grande conhecimento sobre seu uso adequado, os problemas mais comuns ligados à profissão, os cuidados específicos e necessários, os tipos de treinamento e muitos outros fatores. O esclarecimento do profissional de teatro, com relação ao material sonoro de atividade profissional, deveria ser mais amplamente estimulado, incentivando-se o ator ao treinamento constante, visando ao fortalecimento de seu potencial sonoro e instruindo-o, profilaticamente, com relação à manutenção desse potencial, para que ele não se deteriore por mau uso.

2. O mercado editorial é bastante pobre em bibliografia nessa área que possa ser consultada pelo ator, limitando-se a uma parca produção nacional, insuficiente (em muitas obras encontramos até mesmo uma certa confusão de conceitos básicos), e a uma rara e caríssima bibliografia estrangeira, demasiadamente especializada (muito voltada para a fonoaudiologia) para que possa interessar ao ator. Cria-se, assim, um verdadeiro mito com relação ao uso profissional da voz e da fala.
3. A fonoaudiologia estética está engatinhando no Brasil. O número de profissionais especializados ainda é pequeno, insuficiente para o amplo campo da estética da voz e da fala, que começa a se abrir em nosso país. Tendo em vista essas dificuldades, nossa proposta mais urgente é apresentar o ator ao fonoaudiólogo e este ao ator. Com base nesse conhecimento, que se faz tão necessário, temos certeza de que chegaremos a excelentes resultados para os dois profissionais.

Supondo que esse relacionamento descrito acima venha a se tornar íntimo, deixaremos de admirar, com olhos tão grandes, as companhias estrangeiras e seus diabólicos atores tão bem treinados vocalmente. Ator e fonoaudiólogo, juntos, podem desenvolver técnicas favoráveis, que atendam às nossas necessidades específicas. Por outro lado, pode-se também evitar a intromissão de quem não é fonoaudiólogo na séria tarefa de cuidar de uma voz. Já é hora de a ciência e a arte darem-se as mãos para um crescimento efetivo, sem a interferência de pessoas mal preparadas, que só contribuem com malefícios à voz e à fala do ator. No avanço das ciências, a arte não pode ficar ausente. Ela deve englobar todas as conquistas possíveis e cabíveis em seu campo específico, a fim de ampliar-se e renovar-se.

Das artes, o teatro é uma das mais sensíveis aos avanços da humanidade no campo da ciência, em especial àqueles que têm por mister o próprio homem, pois é principalmente em torno dos problemas humanos que sua temática se desenvolve.

A fonoaudiologia, no que se refere à busca estética da voz e da fala, pode contribuir em muito para o desenvolvimento do trabalho vocal do ator.

O teatro e a fonoaudiologia encontram-se para uma troca muito feliz, favorável a ambos; o que se pretende fazer é um estudo sobre um processo específico da criação teatral, no que diz respeito à voz e à fala do ator, com fundamentação fonoaudiológica, levando-se em conta que um dos recursos mais necessários para o trabalho do ator é sua voz, sua fala.

INTRODUÇÃO

O corpo humano trabalha como um todo. Ossos, músculos, tendões, articulações, órgãos, sistemas e todo o complexo que envolve a vida do ser humano participam e trabalham em perfeita harmonia e solidariedade.

A origem de muitos distúrbios da voz e da fala encontra-se na desarmonia do complexo biopsicossocial que envolve o ser humano.

O ator é um dos trabalhadores que ativam esse complexo ao máximo durante o desenrolar de seu trabalho. Ele usa o corpo para criar outras entidades, personagens que conquistam vida, movimento e fala. Para tal, desenvolve tensões musculares pouco recomendadas e que podem desequilibrar seu eixo corporal, desencadeando posturas físicas desconfortáveis à sua realidade orgânica, bem como vícios corporais que propiciam conseqüências físicas maléficas.

O ator usa a expressão corporal, o gesto, a dança, os malabarismos corporais mais inimagináveis, percorrendo gradações dentro das tensões musculares, passando do suave e delicado ao violento, ao grotesco, à força muscular intensa. No entanto, na maioria dos casos, os atores encontram-se bastante despreparados para exercer tais atividades.

Não é de nossa tradição de preparo e de formação do ator proporcionar um aprimoramento da dança, do canto, da voz e dos malabarismos corporais. Nossos atores, salvo abençoadas exceções, se dançam não cantam, se são bons intérpretes são péssimos cantores, se dançam bem são verdadeiras catástrofes na interpretação de um texto. Dentro desse quadro, o ator, solicitado aos mais variados espetáculos, usa recursos próprios de desenvolvimento pessoal, quase intuitivos e de pouca fundamentação científica, o que acarreta, na maioria das vezes, problemas de saúde.

Por outro lado, o ator é um verdadeiro mestre em descobrir e mostrar as emoções do espírito humano e, às vezes com perfeição, passa das emoções sutis e delicadas aos sentimentos grosseiros e violentos. Mas, quase sempre, encontra-se o ator bastante alienado dos processos psíquicos que desencadeia durante a busca e a vivência cênica das emoções que suas personagens exigem. Em muitas circunstâncias, atira-se a laboratórios, em busca de uma verdade emocional cênica, ou participa de experiências as mais disparatadas, na ânsia de encontrar a emoção adequada e ideal ao movimento-vida da personagem. Na maioria das vezes, no entanto, isso é feito de maneira leiga, sem o controle de profissionais preparados e responsáveis que possam prever, preparar ou reajustar um proceder mais delicado, tornando o trabalho do ator mais seguro, mais humano, permitindo-lhe retomar seu equilíbrio psicológico após a jornada de trabalho.

Também não é de hábito monitorar o ator com esclarecimentos sobre anatomia humana, fisiologia básica, leis que regem o movimento, o som, a acústica e demais elementos científicos com que – por força da lide profissional – ele é obrigado a conviver no dia-a-dia, mas sem grandes conhecimentos.

Nossa tradição de encenação prevê apenas a figura do encenador ou diretor, que, via de regra, chega a essa função nem sempre pelas portas de uma escola preparatória e adequada, percorrendo, isto sim, caminhos os mais diversos e passando por formações muitas vezes desconcertantes. O fato é que o diretor ou encenador, salvo raras oportunidades, é o único responsável pelo elenco, e só a ele cabe a orientação geral e particular de sua equipe cênica.

Além disso, se um profissional de corpo é chamado, deve ater-se à coreografia prevista para o espetáculo, com poucos momentos de dedicação aos problemas corporais individuais, que estão sempre presentes.

Assim também ocorre com relação ao trabalho vocal. O fonoaudiólogo é chamado mais como pronto-socorro vocal e raramente como preparador e orientador da voz do homem-ator-personagem. O ator, também, muito dificilmente toma cuidados de preparo vocal, de conhecimento de seu instrumento de trabalho sonoro. Quando pensa em sua voz, quase sempre sob pressão de uma estréia, quer resultados imediatos, como se fosse possível "esparadrapar" uma voz ou "colar", com cola invisível, as rachaduras de uma fala. Muitos diretores chamam os fonoaudiólogos com objetivos muito específicos: conseguir tal ou qual efeito vocal dentro do espetáculo ou mesmo dentro de uma das cenas, sem cogitar sequer as condições físicas, fisiológicas, humanas ou sonoras de sua equipe de trabalho para conseguir tal efeito. Desejam uma habilidade técnica imediata, instantânea mesmo. Há momentos de grande hiato no trabalho da fonoaudiologia estética, que se vê completamente desprovida de uma varinha de condão que realize milagres vocais. O fato é que, ao soar o terceiro sinal, ativa-se o grande grito nacional de entrada em cena: "Na hora sai!".

Mas será que sai mesmo? Ou mais uma vez acontece aquela montagem "tapa-buraco", muito comum entre nós, na qual de longe se percebem a pobreza de recursos científicos, a ausência de técnicas mais apuradas e a falta de conhecimentos específicos, que fazem parte da síndrome que envolve nosso teatro profissional?

Emoção e técnica devem trabalhar juntas. Não vamos esquecer a formação do ator como pessoa, indivíduo social, ou seja, a escolaridade a que esteve exposto, bem como o meio social em que vive e, principalmente, os conceitos que traz introjetados sobre voz e fala. Para alguns, a rouquidão pode ser curada mascando gengibre ou tomando mel. Nada temos a declarar contra o gengibre ou contra o mel, mas colocamos em dúvida que o uso inadequado da voz possa ceder a tal panacéia. O mais grave, ainda, são os gargarejos disso ou daquilo para reabilitar calos vocais, disfonias, afonias e demais problemas que atingem o profissional da voz. A automedicação, mesmo com produtos naturais, é sempre desaconselhada. Deve-se, ao contrário, procurar um profissional da área médica.

O ator necessita de subsídios ligados ao conhecimento geral, pois isso torna bem mais fácil o esclarecimento e a compreensão dos problemas da voz e da fala, assim como dos cuidados específicos que envolvem uma terapia vocal, que, longe de ser um luxo, é – isso sim – uma necessidade para o profissional de teatro. O ator deve ser prudente e estar ligado constantemente a um profissional responsável da fonoaudiologia estética, para dar curso a uma prática bem sedimentada, dentro de procedimentos terapêuticos. Vale ressaltar a dificuldade que temos encontrado em convencer o ator a acreditar na técnica, em fazer que entenda que só garra é muito extenuante e que os conhecimentos técnicos só facilitam seu trabalho de emoção.

Se é difícil convencer o ator mais estudioso sobre a necessidade de treinamento diário, de aprimoramento constante de seus recursos, que deve ser igual ao do atleta consciente, essa dificuldade aumenta sobremaneira com os atores que buscam resultados instantâneos e que se mantêm fiéis à rolha entre os dentes ou ao famigerado lápis para melhorar a articulação, o que é um absurdo! Mostram-se, esses atores, muito desconfiados diante das práticas fonoaudiológicas; declaram mesmo que praticam regularmente os exercícios que um "compadre" ensinou e que são "fabulosos". Destruir tal opinião, convencer esses atores dos malefícios que podem advir de exercícios mal orientados, sem adequação individual e sem acompanhamento profissional, não é tarefa fácil. Convencê-los, ainda, de que o exercício pelo exercício não leva a nada e só pode acarretar problemas vocais sérios é muito mais difícil.

Os problemas vocais encontrados dentro do teatro são muitos e complexos, começando pelo próprio profissional, que não divisa vantagem alguma em cuidar de seu instrumento vocal. Os poucos que atinam com o problema recorrem aos professores de canto, o que é verdadeiramente muito bom quando o professor em questão tem efetivamente uma técnica a passar – e há muitos professores de respeito e idoneidade exercendo com dignidade sua profissão, e a eles fica o registro de nossa admiração e respeito. Mas, por outro lado, é prudente não esquecer que, no meio artístico, em nosso país, é comum as pessoas ouvirem "cantar o galo" um pouco longe e imediatamente tornarem-se "especialistas" no assunto, sem o menor pudor. Mais comum ainda, atores que tiveram uma carga horária mínima na disciplina de expressão vocal na escola de teatro assumem grande autoridade no assunto e, com esses rudimentos vocais, mais a leitura de um ou dois livros populares sobre voz, ministram aulas aos companheiros de profissão, cobrando alto, para se valorizarem, criando até fama, tornando-se também verdadeiros "agentes funerários vocais", pois uma voz mal orientada pode apresentar seqüelas vitalícias.

Os problemas vocais necessitam ser cuidados por um profissional da fonoaudiologia. Só uma voz limpa, colocada e sem ruídos patológicos está em condições de enfrentar atividade profissional intensa ou aulas de canto com regularidade. Uma das coisas que nos têm chamado a atenção, dentro do universo do ator, é a multiplicidade dos problemas vocais e de fala: ceceios, falas muito rápidas, nasalidades excessivas ou inexistentes, articulações destruídas, vozes mal colocadas arranhando a garganta, gritos e mais gritos sem propósito ou falas exageradas, além de um grande número de ruídos vocais que praticamente impedem a comunicação oral.

Diz Ernest Fischer que:

> Para conseguir ser um artista é necessário dominar, controlar e transformar a experiência em memória, a memória em expressão, a matéria em forma. A emoção para um artista não é tudo; ele precisa também saber tratá-la, precisa conhecer todas as regras, técnicas, recursos, formas e convenções com que a natureza – esta provocadora – pode ser dominada e sujeita à concentração da arte. A paixão que *consome* o diletante *serve* ao verdadeiro artista; o artista não é possuído pela besta-fera, mas doma-a.[1]

O ator é um dos profissionais que mais trabalham com o verbo, essa grande potência energética sonora. Do verbo, o ator "faz" pessoas e, pela sua voz, emite palavras que traduzem mensagens de pensamentos alheios. Isso não é assim tão fácil. Nosso organismo mostra, com clareza, por meio do som, do gestual, da máscara, do calor e sua variação, da imobilidade ou seu oposto e das demais reações do corpo, a concordância ou discordância com os pensamentos emitidos por intermédio da palavra da pessoa, ou seja, pensamentos da própria autoria do pensante.

Quando o pensamento é estranho ou contrário à própria autoria, fica muitas vezes só na sonoridade da palavra, na forma, ou seja, as demais manifestações que acompanham a emissão de um pensamento próprio, como o tipo de som, a musicalidade, a entonação, as pausas, o gestual, o rubor ou demais leituras corporais, não conseguem a menor manifestação.

Só decorar um texto é muito pouco e não basta para alguém dizer que é um ator. Dizer palavras, formas vazias, é fácil para nosso racional, pois, dentro de uma sociedade que apóia a mentira e a hipocrisia como boa norma de proceder, a palavra mentirosa está por demais treinada. No entanto, se a palavra mente, o som denuncia essa mentira, assim como todo o complexo corporal se opõe ao fato da palavra-mentira. Logo, tornar verdadeiras as palavras de um texto que foge ao nosso modo próprio de pensar é algo bastante delicado e que exige do ator recursos específicos e muito bem elaborados. A palavra resulta de todo um mecanismo complexo. Dizer um texto é movimentar todo esse mecanismo em favor de uma palavra-verdade.

A projeção sonora alonga a boca de cena ao infinito do teatro; onde quer que a "velha surda" se esconda, o som bem colocado na voz de um ator interpenetra toda a intimidade do teatro, sacudindo com palavras cheias de vibrações até os espíritos mais insensíveis.

Assim diz Sábato Magaldi: "O ator comunica-se com o público por meio da palavra, instrumento da arte literária. Embora alguns teóricos desejem menosprezar a importância da palavra na realização do fenômeno teatral autêntico, sua presença não se separa do gênero declamado".[2]

Este livro é especialmente dedicado ao ator, ao seu trabalho de criador, de mágico realizador que faz dos devaneios dos autores transfigurações e verdades que encantam os espectadores.

Não é nossa intenção desenvolver um receituário de exercícios vocais. É bom que se esclareça aqui que o exercício vocal deve ser ministrado e acompanhado por profissionais da fonoaudiologia, levando em conta cada indivíduo como um todo, pois qualquer interferência na voz ou no corpo reflete-se na intimidade psíquica do indivíduo. Tudo está ligado: mente, voz e corpo.

O trabalho vocal deve ser desenvolvido com muita calma, prudência e conhecimento, pois é uma mudança de comportamento que pode se refletir em toda a vida do indivíduo.

Em nossa maneira de pensar, voz e fala são resultantes da individualidade. Cada pessoa tem uma resultante sonora, sua voz, sua fala específica e única, que, ao ser trabalhada, pode modificar os componentes desse todo do indivíduo.

É muito importante saber a quem entregamos a terapia de nossa voz e fala, para que problemas maiores não venham a ocorrer. Isso estando bem claro, fica o receituário de exercícios bem longe de nossa pretensão, mesmo porque não acreditamos no exercício pelo exercício. Se cada voz é única, deve ser cuidada por exercícios muito bem adequados às necessidades individuais.

Algumas recomendações sobre postura, respiração, higiene vocal, tensões e relaxamentos, bem como orientações cênicas do uso da voz e da fala, estão perfeitamente de acordo com nosso pensamento, que é o de esclarecer ao máximo o profissional de teatro para que faça uso consciente e equilibrado de suas potencialidades vocais, recurso primeiro para a interpretação teatral de um texto.

Estamos cientes, no entanto, de que nada substitui o contato direto terapeuta-paciente no trabalho específico de preparar e acompanhar o profissional da voz.

Este livro é dirigido ao ator e aos demais profissionais da fala que não têm conhecimento da linguagem específica da fonoaudiologia. Nosso objetivo é falar aos que usam a voz como profissão, especialmente ao ator.

Assim, estamos inteiramente à vontade para usar uma linguagem leiga e o mais próxima possível do código teatral, buscando uma forma coloquial, que nos deixe íntimos do trabalho do ator, sem que isso retire ou desmereça a seriedade desta obra.

Desejamos contribuir para a melhoria do trabalho cênico realizado em nosso país e, principalmente, do trabalho do ator, no que se refere ao uso da voz e da fala.

PARTE I
CORPO

1
CONSIDERAÇÕES GERAIS

O corpo é a casa do espírito humano. É com o corpo que nos movemos e realizamos os movimentos que nos levam tanto à satisfação de nossos desejos, como também à realização de nossas programações cerebrais mais íntimas e importantes.

A história corporal e a história psíquica de um indivíduo estão intimamente ligadas, oferecendo resultantes comuns como, por exemplo, a produção vocal: a voz e a fala.

Há muitos detalhes que podem ser observados pelo ator com relação ao seu corpo: a postura e o perfeito equilíbrio do eixo corporal, a imagem corporal, o nível de tensões musculares e seu relaxamento, o uso adequado das articulações e mais um sem-fim de detalhes que podem alterar em muito a produção sonora do indivíduo.

No treinamento do ator, todos esses detalhes devem merecer muita atenção para que sua ação cênica seja precisa, sem desgastes energéticos desnecessários, que pouco ou nada o ajudam em sua vida e muito menos na criação de uma personagem.

Cabe ao ator, quando pensa na criação de sua ação cênica, desenvolver um trabalho fundamentado na ciência (no que se refere ao físico, ao vocal e ao emocional). Assim, ele promove uma programação totalmente prevista e desenvolvida, dentro de um projeto econômico-energético que o sustente desde os ensaios até o final da temporada teatral, sem qualquer empecilho ou desgaste nas áreas principais de seu trabalho: corpo, voz, fala e emoção.

O projeto arquitetônico de uma personagem merece uma planificação minuciosa, para que se obtenha o máximo de rendimento com o mínimo de investimento corporal, vocal e emocional.

Para uma planificação adequada do papel a ser interpretado, o que chamaremos de partitura cênica do ator, necessita este não só conhecer, mas vivenciar algumas leis que regem ciências como a física, a anatomia, a fisiologia, a cinesiologia[3] e tantas outras, que só favorecerão a atividade cênica.

Percebemos em muitos atores a preocupação constante com leituras e pesquisas sobre a história do teatro e as técnicas relativas à arte de representar, o que é muito bom, mas percebemos também que tais estudos acabam ficando apenas no plano intelectual, com poucas oportunidades vivenciais. São raríssimos os atores que têm a preocupação de manter um espaço apropriado onde possam praticar os conceitos adquiridos nas leituras.

Felizmente, já é comum alguns atores alugarem um espaço – que é pago em sociedade, mas usado individualmente com revezamento por turnos – para o treino específico da profissão de ator. Esse procedimento não é usual no Brasil; no entanto, pouco a pouco, está se tornando uma pequena realidade, pois temos orientado alguns atores nessa prática, os quais obtiveram bons resultados, não apenas no tocante ao custo-benefício, mas principalmente na resultante artística.

A busca da saúde do corpo é imprescindível ao ator, pois ele é um operário que tem por instrumento de trabalho a própria vida.

Igualmente, recomenda-se a busca da calma e do equilíbrio psíquico para que se possa realizar um trabalho efetivamente sério e de confiança. Do ator que desrespeita seu corpo e seu espírito, pouca arte podemos esperar.

A arte e o equilíbrio psicofísico andam de mãos dadas. Um ator desequilibrado por drogas, por sentimentos confusos, acaba por transmitir esse desequilíbrio em seu trabalho, tornando-o altamente desgastante e pobre. O equilíbrio emocional se faz necessário até mesmo para representar personagens confusas e desequilibradas. Efetivamente, um sem-fim de detalhes envolve a arte do ator, e tudo deve ser obtido por meio de treinamentos incansáveis: um corpo saudável, flexível e muito bem trabalhado; um espírito equilibrado, disciplinado, sábio; uma voz potente e uma fala aprimorada, fruto seguro de orientação e treinamento constante. O ator, em seu caminho evolutivo, precisa cercar-se de bons orientadores, que o ajudem na árdua tarefa de crescer como ser humano e como artista.

2

IMAGEM CORPORAL

"Entende-se por imagem do corpo humano a figuração de nosso corpo formada em nossa mente."[4] Nossos sentidos são responsáveis pela transmissão ao nosso consciente da imagem tridimensional que temos a respeito de nosso corpo. A imagem corporal acompanha o desenvolvimento humano, acumulando uma sabedoria própria do corpo, por meio dos movimentos contínuos, das impressões táteis, sinestésicas e visuais, bem como da relação com modelos corporais dos indivíduos com quem uma pessoa se relaciona, quer *vis-à-vis*, quer por meio da mídia, constituindo assim um histórico corporal próprio.

A imagem corporal de cada indivíduo está em constante mutação devido a um padrão de posturas que são mensuradas e catalogadas a cada nova percepção corporal recebida. Essas novas imagens são reorganizadas com as já existentes no arquivo da memória, e assim se amplia, em movimento constante, o repertório de cada pessoa no tocante à imagem corporal.

De maneira geral, os modelos posturais humanos estão em intensa relação, associando-se entre si. Da mesma maneira, podemos falar das emoções, que estão sempre relacionadas com a imagem corporal, a nossa e a dos outros, ajudando-nos a reconstruir a imagem corporal a cada instante. O conhecimento da imagem corporal para o ator é fundamental. É necessário o constante burilamento por sensibilizações e observações do corpo para que o ator possa sondar e reconhecer topograficamente e com o máximo de exatidão todo o seu corpo. Assim ele descobre os limites desse corpo, seus contornos, e pode também avaliar melhor as reais possibilidades corporais e a constante mudança da imagem corporal, tão sensível às ações, aos desejos e às emoções de cada indivíduo. Dada a delicadeza de tal exploração corporal, recomenda-se que o ator não empreenda essa jornada sem a orientação de um profissional experiente.

A ausência de percepção sobre o próprio corpo ou de contato com ele torna difícil a identificação com os demais corpos. Essa dificuldade não é recomendável para o ator, que, por força de seu trabalho, usa o corpo para suas personagens, as quais se relacionam corporalmente com as demais personagens e com o corpo dos outros atores.

A não-percepção da imagem corporal ou a inadequação da identificação podem acarretar problemas de alteração do tônus muscular e mesmo de postura, além de uma série de outras perturbações, interferindo assim no processo vocal e na imagem vocal.

A roupa e os demais complementos fazem parte da composição da imagem corporal. Esta pode ser alterada, e, para evitar problemas maiores, recomenda-se ao ator que tenha bem clara sua imagem corporal, separada da imagem corporal da personagem, que possui – por sua vez – emoções, desejos e toda uma vida própria e única. É bom lembrar que a atitude corporal muda em função da variação de nossas roupas. A imagem corporal sofre grande alteração por um penteado ou pelo uso de um chapéu. Ao entrar em contato com sentimentos de medo, receio ou ansiedade, a imagem corporal pode encolher, mas pode também se expandir e até ultrapassar os limites do corpo físico ao entrar em contato com sentimentos alegres, felizes e amorosos. O uso de um objeto altera a imagem corporal; uma bengala, por exemplo, expande a imagem corporal. Um sapato de salto alto alonga a imagem corporal. A dança, com seus movimentos rápidos, principalmente os circulares, promove uma imagem corporal leve, flutuante, alterando bastante o estado da alma. O rosto, que é de grande influência para a imagem corporal do ator, está sujeito a mudanças significativas pelo uso de maquiagem e demais alterações faciais para a cena.

É necessário conhecer e estudar a imagem corporal para que ela possa ser útil, não só na vida particular do ator, mas principalmente em seu trabalho artístico, introduzindo segurança na criação das personagens, que são a realização de sua atividade profissional.

O ator, como operário, está constantemente envolvido em mudanças, não só de figurinos, mas de postura, de movimento do corpo, de maquiagem, de vestimentas das mais variadas épocas, assim como de penteados e adereços que muito modificam sua imagem corporal. As alterações da imagem corporal do ator para a imagem corporal da personagem devem ser submetidas a ensaios e a experimentações durante um tempo razoável, para evitar choques e estranhamentos que perturbem tanto o ator quanto a personagem e todo o elenco participante da montagem cênica.

Sempre que possível, faremos a descrição de um caso clínico, na intenção de melhor elucidar nosso pensamento.

Caso A.

A., ator sensível e de grande dedicação ao seu trabalho, encontrou oportunidade ímpar de interpretar uma personagem extremamente interessante que, entre outros detalhes, não tinha uma das pernas e usava uma prótese.

A. dedicou-se muito à composição de sua personagem, principalmente ao trabalho físico de construir um andar claudicante, compatível com a personagem, e teve até de adaptar-se ao uso de uma prótese durante o espetáculo. Para tal empreendimento, A. desviou bastante o próprio eixo corporal, no afã de conseguir uma expressão corporal coerente com a personagem. Essa coerência efetivamente aconteceu: A. estava muito bem em sua criação e recebeu por ela muitos elogios. No entanto, o treino excessivo de um dos lados corporais, sem a devida compensação do outro lado do corpo, começou a se fazer notar, num primeiro momento, por leve rouquidão, motivo pelo qual procurou nosso serviço fonoaudiológico; logo a seguir, ocorreu algo mais grave em sua arcada dentária, o que resultou na fenda diagonal de três molares inferiores, na mesma proporção do desvio do eixo corporal; surgiu também uma pequena complicação de ordem emocional, advinda de tal desvio.

Para reverter tal quadro, A. passou a realizar exercícios compensatórios com o lado contrário ao usado em cena, obedecendo ao mesmo período de tempo da representação. Esses exercícios, de imediato, aliviaram bastante o quadro. A. submeteu-se também aos cuidados profissionais de uma dentista, de um psicólogo e de uma fonoaudióloga para reorganização de seu equilíbrio psicofísico.

3
POSTURA CORPORAL

Quando pedimos a um ator que cuide de sua postura, imediatamente nos é devolvida a seguinte identificação postural: peito para frente, barriga para dentro, joelhos para trás e calcanhares afundados no chão. Não pode existir nada mais desconfortável como postura; além de aparentar falsidade, é altamente prejudicial à saúde, pelas altas tensões musculares que provoca. Lembramos aos atores que existem as leis da física, que podem ser usadas e dar grande conforto ao físico do ser humano. Uma que recomendamos, em particular, é a lei da gravidade, que muito nos auxilia a sustentar o peso de nosso corpo.

Distribuindo o peso de nosso corpo entre os dois pés, observando em seguida um encaixe perfeito da cintura pélvica (quadril), em equilíbrio com a cintura escapular (ombro), e mantendo um ângulo de 90° para o queixo, podemos aproximar-nos de uma figura em equilíbrio.

Constantemente, percebemos o descaso que muitos atores demonstram pela postura. Esquecem-se de que suas personagens nada têm que ver com tamanha falta de responsabilidade corporal. As personagens interpretadas por tais atores perdem sua identidade corporal e prejudicam sua imagem corporal por força da incapacidade de mudança corporal do ator, que nem sequer pensa na necessidade plástica da personagem, obrigando-a a acontecer em cena totalmente desajustada, não só em seu gestual, mas também na voz e na fala, binômio que resulta sempre de um todo biopsicoemocional.

A observação de uma postura correta é de grande auxílio ao trabalho do ator. Recomendamos cuidados com a postura do dia-a-dia, pois é esta que fatalmente será imposta às personagens.

Uma postura limpa pode ser reorganizada em atendimento às necessidades de cada personagem; no entanto, quando o ator insiste em manter uma atitude corporal disforme, obriga a personagem a encaixar-se dentro de tal postura viciada, sem que a personagem possa encontrar sua autêntica imagem corporal. É no corpo respeitado dentro do centro de gravidade e de um relaxamento adequado que o ator encontra um dos principais instrumentos de seu trabalho teatral no que se refere ao gestual e à produção sonora.

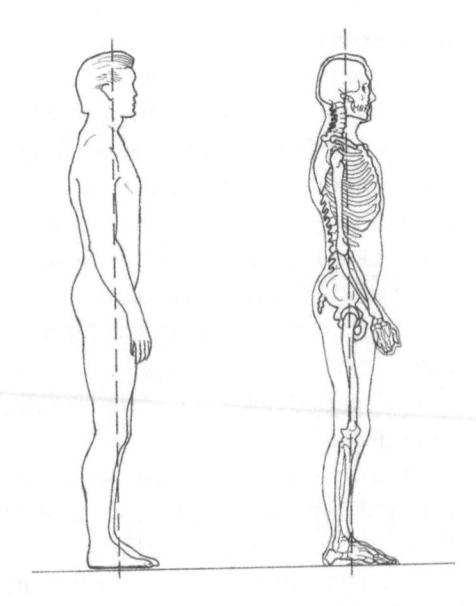

Na ilustração, vemos a linha de gravidade no homem ereto.

Caso C.

C., um ator jovem e de talento promissor, apresentava uma postura corporal alterada na região da cintura escapular, pois mantinha o ombro direito mais baixo que o ombro esquerdo. Tal atitude corporal conservava-se extremamente resistente aos exercícios corretivos recomendados. Resolvemos, então, aprofundar um pouco mais as informações da anamnese[5] para tentar descobrir, dentro do histórico corporal do paciente, de onde provinha essa postura indesejada. C. relatou que, quando mais jovem, fora atleta e defendera seu clube na corrida de cem metros rasos, e foi inclusive campeão nessa modalidade esportiva. A alteração da postura escapular correspondia à postura prevista para a largada dos corredores. O corpo de C. guardava muito bem o treino a que fora submetido, extremamente válido para um corredor, mas nada oportuno para o trabalho cênico. Suas personagens estariam todas condenadas a mostrar um desequilíbrio postural na região da cintura escapular. Recomendamos então que praticasse a mesma postura de largada durante dez ou quinze minutos por dia, mas do lado oposto ao usado para a largada de corrida. Com esse procedimento, C. começou a mostrar resultados positivos na postura corporal, que se refletiram favoravelmente em sua produção sonora.

4
OS PÉS

Recomenda-se a todas as pessoas que reparem um pouco mais em seus pés, pois eles são a base de sustentação do corpo. Ao colocar os pés no chão, para deslocar o peso de seu corpo, o indivíduo pode usar uma batida de calcanhares, ou podem ser as pontas dos pés a chegar primeiro ao chão, ou ainda uma das laterais do pé a tocar em primeiro lugar o solo. Essas são, via de regra, as posturas dos pés ao tocar o solo que são mais observadas no homem contemporâneo.

Quando os pés tocam o solo inadequadamente, usando uma de suas partes e não toda a área plantar, podem ocorrer as mais variadas deformações na linha do eixo corporal, e o corpo pode desenvolver as mais diversas tensões musculares, uma vez que tenta compensar os desvios posturais desencadeados por maneiras inadequadas de colocar os pés no chão durante a marcha.

Um corpo necessita manter seu eixo dentro da linha de gravidade. O peso do corpo está previsto para ser distribuído igualmente pelos dois pés. Para que os pés suportem todo o peso do corpo, torna-se necessário fortalecer os músculos de todo o pé, principalmente os plantares, pois, quando esses músculos se encontram debilitados, propiciam posturas compensatórias, que geralmente provocam um desvio de eixo e perturbam a ação geral muscular do corpo. Desse desajuste muscular dos pés podem advir dores nas pernas e nas costas, o que favorece inclusive desvios de vértebras, tal a tensão muscular provocada pelos desrespeitos posturais causados pelo uso desarmonioso dos pés em sua função de sustentar e deslocar o peso do corpo. Tem-se ainda observado relatos de cansaço generalizado, falta de coordenação motora e até mesmo insegurança emocional.

Alguns especialistas que estudam os pés com grande atenção chegam mesmo a declarar que a capacidade do cérebro depende do estado dos pés, das pernas e das nádegas, pois quanto melhor estiver a elasticidade do tônus muscular dessas regiões, melhor estará a circulação sangüínea no corpo todo e, principalmente, no cérebro.

Os ossos dos pés, em sua conformação, apresentam uma verdadeira estrutura de arcos, e são esses arcos sobrepostos que ajudam a suportar o peso do corpo. Observamos três arcos no pé, assim distribuídos: dois longitudinais, que partem do calcanhar – o primeiro termina no metatarso, na direção do hálux ou dedão do pé (arco interno), e o segundo dirige-se ao outro lado, na direção do dedinho do pé (arco externo) – e outro que é chamado de arco transverso e segue a direção dos ossículos navicular e cuneiformes, até o cubóide. Na junção sobreposta desses três arcos é que o peso do corpo é sustentado.

Quando em movimento, as duas pontas dos arcos longitudinais – calcanhar e metatarso – devem chegar juntas ao solo, o que não acontece quando batemos os calcanhares, as pontas dos pés ou uma das laterais. Toda a área plantar deve chegar ao mesmo tempo ao chão, sem privilégios para nenhum dos lados.

Para deslocar o corpo no espaço físico, usamos a lei da alavanca, mais um magnífico recurso da física que vem em nosso socorro. O peso do corpo é alavancado ora de um lado, ora de outro, o que permite o transporte da massa corporal sem grande esforço para a pessoa envolvida no movimento físico. As falanges dos pés devem estar pressionadas contra o chão; e o peso do

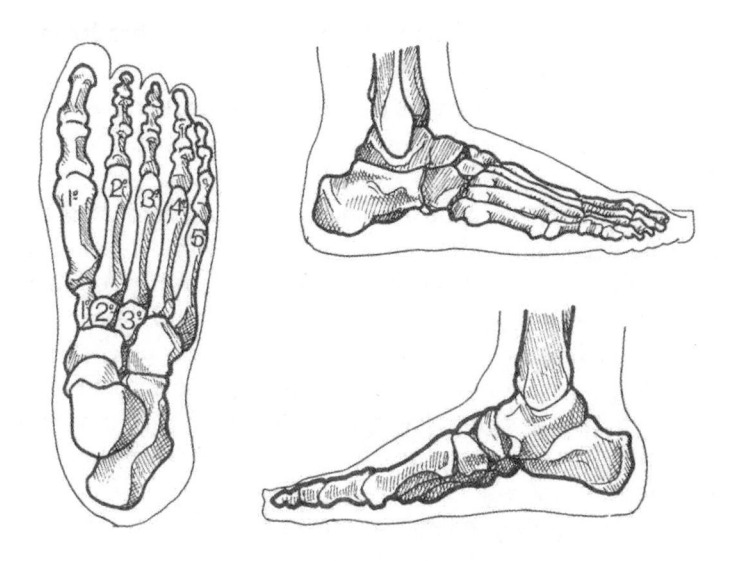

Três aspectos dos ossos do pé direito.

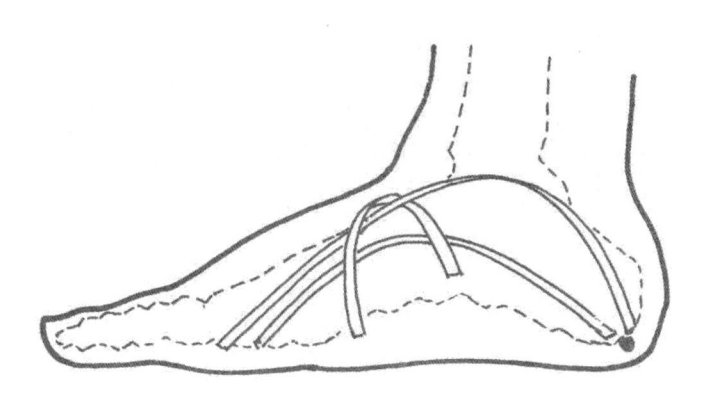

Os três arcos do pé.

corpo deve recair sobre o lado que será alavancado. Dobram-se os metatarsos, flexionam-se levemente os joelhos sem dispensar o encaixe coxofemoral. Alavanca-se todo o peso do corpo, e o outro pé recebe apenas o peso do corpo deslocado com o auxílio do joelho levemente flexionado. Se o joelho ficar estirado, fatalmente bateremos no solo o calcanhar ou a ponta ou, ainda, uma das laterais do pé. Esse detalhe do joelho levemente flexionado é essencial e de grande importância na passagem do peso do corpo de um pé para o outro.

Num primeiro momento, pode parecer que o andar vai ficar totalmente desconjuntado, mas, a poder de treino, desenvolvemos um andar macio, deslizante – leve mas profundo. Temos observado, nos atores que ajudamos a treinar, que esse andar que incorpora a técnica às características de andar de cada indivíduo é de grande conforto e equilíbrio, pois corta o ruído no chão do palco e aquele horrível flutuar de quem vai sair dançando e outros detalhes mais, que em geral prejudicam muito as personagens.

Torna-se importante lembrar que os desvios posturais e toda alteração no tônus muscular que provoque tensões perturbam bastante a produção sonora humana.

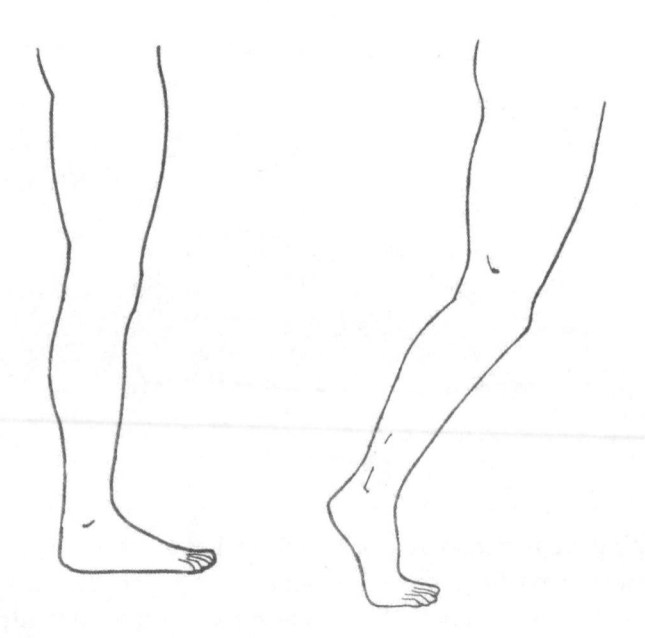

Sustentação do peso corporal.

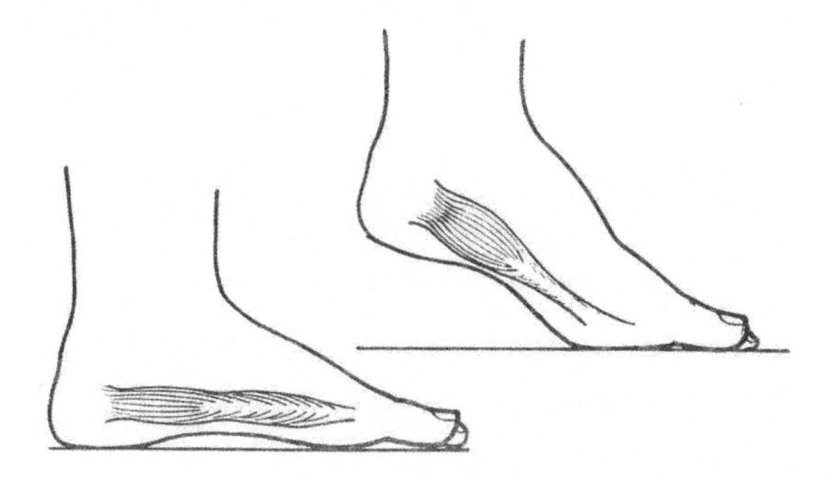

Podemos perceber o movimento de alavanca, mostrado no desenho acima.

5
OS JOELHOS

Na maioria das vezes, encontramos as pessoas numa postura corporal inadequada, sem a menor noção da imagem de seu corpo, jogando sobre as articulações uma grande carga de tensão. Uma das articulações que mais sofrem é a do joelho, sempre rija, para trás, em atitude forçada e até dolorosa. No entanto, ela deve permanecer solta, levemente flexionada. Costumamos chamar esse mínimo movimento de "joelhos bobos", para deixar bem claro que se trata apenas da soltura necessária para quebrar a tensão que geralmente colocamos nessa região.

Os senhores atores naturalmente se perguntam o que têm os joelhos que ver com a voz. Convido-os, então, a um pequeno exercício: pés paralelos, joelhos bem tensos, exatamente como não foi recomendado no parágrafo anterior. Permaneçamos assim por um bom minuto, tempo suficiente para a observação atenta das tensões musculares que começam a se desencadear por essa postura. Vamos observando que toda a massa muscular posterior começa a alterar-se para grande tensão. Sentiremos, em primeiro lugar, a parte posterior das pernas e das coxas e a seguir a massa glútea e a massa muscular das costas (coluna), que se contrai até a nuca. Quando a tensão muscular for detectada na região posterior do pescoço (cervical), observamos o quanto estamos em desconforto.

Lembramos aos atores que as pregas vocais[6] estão localizadas na parte anterior do pescoço, sofrendo com absoluta certeza os prejuízos vocais desencadeados por tensão tão inoportuna. Vamos, agora, soltar levemente os joelhos para o ponto descrito anteriormente como "joelhos bobos"; façamos tão-somente esse pequeno movimento e voltemos ao estado de atenção para observarmos e sentirmos a alegria muscular com a libertação de tensões tão incômodas. Joelhos rijos podem contribuir para o aparecimento da rouquidão. Portanto, a recomendação que se faz aos atores é que exerçam contínua vigilância sobre seus joelhos.

EXERCÍCIO DO JAPONÊS VELHO

Este exercício tem por objetivo evitar a batida do calcanhar ou da ponta do pé no chão, lembrando que os arcos plantares devem atingir o solo ao mesmo tempo.

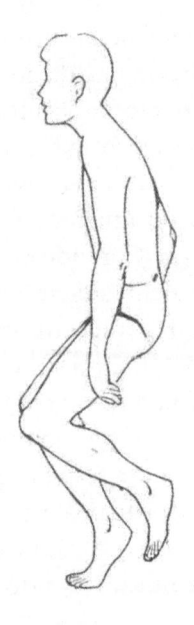

1. De pé, com os pés paralelos, os "joelhos bobos" e a coluna reta, dentro do eixo corporal e do centro de gravidade, flexionar os joelhos.
2. Mudar o peso do corpo para um dos pés, deixando o outro pé totalmente livre do peso corporal. "Alavancar" o primeiro pé (dobrar artelhos), mantendo todo o peso do corpo entre a dobra dos artelhos e os dedinhos, sem esquecer que os dedinhos desse pé são os propulsores do corpo.
3. Evitar "desenvelopar" os dois joelhos (retos ou tensos) ao transferir o peso do corpo de um pé para o outro. Andar deslizando, mantendo-se dentro de um mesmo nível, ou seja, evitar oscilações cima–baixo, como quem sobe escadas. Quem efetivamente trabalha é o pé, com seus arcos, suas alavancas e propulsores.

Quando o exercício estiver bem treinado, transferir os resultados para o andar comum.

6

O PESCOÇO

A postura do pescoço é determinada pelos pés, pelos joelhos, pelo eixo corporal e pelo equilíbrio entre as cinturas escapular e pélvica. O pescoço necessita alinhar-se com a coluna, sem cair para a frente e muito menos para trás, mas sim ficar perfeitamente equilibrado dentro do eixo corporal. A observação do relaxamento dessa parte do corpo merece do ator atenção constante. Um ator com o pescoço muito tenso emite uma voz arranhada, desagradavelmente prisioneira de uma garganta tensa.

A maxila e o pescoço devem manter-se em junção num ângulo reto, para propiciar maior liberdade aos movimentos do trato vocal. Se o pescoço estiver alongado para cima, o trato laríngeo também estará alongado, passando a trabalhar em condições precárias. Se o pescoço estiver enterrado no peito, igualmente o trato vocal ver-se-á aprisionado e sem possibilidade de realizar seus movimentos específicos.

Recomenda-se, portanto, ao ator o máximo de cuidado para que seu pescoço permaneça o mais relaxado possível e em ângulo reto; para tal, sugerimos o seguinte exercício de relaxamento:

Sentado em cadeira confortável e que mantenha ereto o eixo corporal, o ator realizará movimentos sutis com o pescoço, sempre de maneira muito lenta e da seguinte forma: levando a cabeça para a frente, até encostar o queixo no peito, e levantando-a de modo lentíssimo até o ponto de partida, ou seja, dentro do eixo corporal já mencionado, no qual se forma um ângulo de 90° entre o queixo e o pescoço. Repetimos que esse movimento deverá ser realizado de maneira extralenta, podendo ser feito para trás e para os lados direito e esquerdo.

Pode ainda ser realizado por meio de uma rotação completa do pescoço para um lado e depois para o outro, com um único e fundamental detalhe: que seja realizado muitíssimo lentamente, para a eficácia do exercício. Não tente realizá-lo quando estiver com pressa, pois nenhum resultado obterá. Durante a realização desse exercício, mantenha a respiração calma e tranqüila.

7
AS ARTICULAÇÕES

"Os ossos estabelecem conexões entre si por intermédio das articulações."[7] Elas são de suma importância no movimento do ser humano, além de serem e preciosas para o ator, não apenas no movimento, mas também na fala.

O trabalho realizado com as articulações precisa obedecer a princípios científicos, em função da grande e delicada tarefa que executam dentro do corpo humano.

"Grandes esforços, se forem constantemente aplicados, podem resultar no seu gradual estiramento ao ponto de perder sua função de manter a integridade da articulação."[8]

Rompida essa integridade das articulações, o ator coloca em risco grande parte de seu trabalho no que se refere ao movimento e ao som de seu corpo.

As articulações são altamente resistentes quando trabalhadas com um respeito à sua folga, ou melhor, ao seu relaxamento natural. Elas são de uma delicadeza impressionante, e não devem ser desrespeitadas nas condições mínimas para as funções que desempenham.

O que se recomenda no trabalho do ator é um cuidado especial para que se mantenham as articulações sempre com folga, ou melhor, soltas de qualquer tensão em todos os movimentos, mantendo-se sob especial observação as articulações dos joelhos, dos cotovelos e das cinturas escapular e pélvica.

Se as articulações estiverem muito tensas, no máximo de seu estiramento, é bem provável que o ator apresente problemas nos movimentos corporais e gestuais, bem como na produção da voz, prejudicando a fala na emissão de cada palavra.

8

O RELAXAMENTO

Na luta que travamos no dia-a-dia para sobreviver numa grande cidade, desenvolvemos tensões musculares as mais variadas e em regiões muito específicas, fortalecidas pela constante repetição de uso. Essas tensões em muito podem afetar o desempenho vocal.

A produção sonora do ser humano está ligada organicamente como um todo. Desde a postura corporal ao funcionamento íntimo de órgãos e sistemas biológicos, ao desempenho do padrão de pensamento de cada um, ao tipo de cultura que envolve o indivíduo, bem como ao seu potencial econômico, enfim, todos esses fatores estão envolvidos no ato da fala. Falar é um acontecimento complexo, é um fenômeno biopsicossocioeconômico.

O relaxamento é uma peça importante no trabalho do ator e tem participação ativa do corpo e da mente. Relaxar é um trabalho consciente. É uma atividade de observação e reconhecimento de todo o corpo e, principalmente, dos pontos de tensão. Uma vez detectados os nódulos musculares mais costumeiros, torna-se necessário descobrir qual o tipo de estímulo que desencadeia o estado de tensão, de atenção (estado corporal de atenção), ou mesmo que deflagra o reflexo de medo, do instinto de defesa da vida, preparando assim todo o corpo para atacar ou correr.

Um indivíduo tenso está sempre muito próximo dos problemas da voz e da fala. As tensões musculares são responsáveis por dificuldades respiratórias, articulatórias e demais envolvimentos na produção da voz e da fala.

Os relaxamentos que mais recomendamos, sem acompanhamento profissional, são os movimentos corporais de rotação da cabeça, ombros e pés ou os alongamentos musculares, sempre realizados de maneira suave, obedecendo a movimentos extremamente lentos.

Quanto mais pudermos evitar a rapidez ao movimentarmos as fibras musculares, melhor será o resultado obtido para o relaxamento. Os nódulos musculares, criados pela tensão muscular, soltam-se mais rapidamente com os movimentos musculares milimétricos, realizados muito lentamente. O problema maior em realizar esses exercícios está em vencer a ansiedade tão peculiar do mundo atual; mas é possível vencer a angústia que, num primeiro instante, a realização do movimento lento nos causa. Recomendamos começar por apenas algumas partes do corpo, obedecendo ao lento possível para cada um, ampliando esse estado de lentidão a cada repetição do exercício. Sem pressa, o indivíduo gradualmente amplia as partes do corpo envolvidas no relaxamento, bem como a lentidão do movimento.

Durante a prática dos exercícios lentos, é esperada a soltura dos músculos, que muito se assemelha a pequenos trancos musculares. Esse proceder muscular ocorre não apenas na parte que está sendo trabalhada, mas também pode estender-se a partes opostas das envolvidas no trabalho, ou mesmo abranger toda a área muscular do corpo. O fato é encarado com naturalidade, o trabalho prossegue sem pressa e o pensamento está totalmente voltado para a realização cada vez mais lenta do trabalho.

O ator não estranhe se, ao trabalhar um braço, o pescoço ou qualquer outra parte, o corpo inteiro for beneficiado pela soltura muscular. Torna-se necessário sempre lembrar que o corpo trabalha em lei de solidariedade global, portanto não nos assustemos.

Antes de realizar o aquecimento corporal e vocal pré-cênico, indispensável ao seu trabalho, o ator terá o cuidado de soltar muito bem todos os seus músculos. Não se pode aquecer uma máquina que já está a todo vapor. Tensão muscular é igual a trabalho muscular. Para o organismo, o recrutamento muscular para tensões existenciais ou para carregar um piano são da mesma natureza. É bom ter o cuidado de não carregar pianos desnecessariamente.

O ator, quando realiza o trabalho muscular lento, deve fazê-lo em estado de observação e estudo para poder entrar em contato mais íntimo com seu próprio corpo, aprendendo não só a conhecê-lo, mas decifrando sua linguagem; que, embora sutil e delicada, pode acarretar manifestações bastante dolorosas quando não bem entendida. Seria para o ator um excelente hábito realizar, no mínimo uma vez ao dia, exercícios musculares lentos, pelo menos nas áreas de tensões musculares que mais o incomodam. Temos observado que, geralmente, essas áreas localizam-se na região do pescoço e dos ombros, áreas perigosas para a produção da voz e da fala, quando em estado de alta tensão.

É importante que o ator saiba não só reconhecer suas tensões, mas principalmente livrar-se delas, pois não nos parece verdade que as altas tensões dêem os melhores resultados cênicos diários.

A busca e a vivência das emoções e de suas respectivas tensões, durante o período de ensaios, são extremamente necessárias e podem ser realizadas para análise, reconhecimento e planificação dessa verdade que será representada, fazendo parte da partitura do ator.

Muitos atores acreditam que, levando os músculos a altas tensões, criam personagens de intensa dramaticidade. Isso não é verdade, pois o desgaste emocional é muito grande e de pouca duração; além disso, não há *memória emotiva*[9] que resista a tal agressão corporal, e, mesmo sendo esse recurso continuamente trocado, o desgaste emocional do ator é muito alto e por demais corrosivo para que o organismo não recrute suas defesas. As tensões musculares, depois de conhecidas, podem e devem ser representadas, fazendo parte da planificação da partitura da personagem do ator.

Uma temporada teatral percorrida com altas tensões diárias, transferidas do ator para a personagem, pode deixar um saldo bastante negativo para a saúde do ator, física e psicologicamente falando.

A energia psíquica flui melhor em um corpo relaxado. As tensões funcionam como impedimento da passagem energética, dificultando a comunicação entre os atores e entre o ator e o público.

9

O AQUECIMENTO MUSCULAR PRÉ-CÊNICO

Antes de entrar em cena, é recomendável que o ator aqueça os músculos e a voz.

O que normalmente acontece com a maioria dos atores brasileiros é uma chegada intempestiva ao teatro, sem o menor tempo para um aquecimento cuidadoso do corpo e da voz. O máximo que o ator consegue é dar meia dúzia de pulos, fazer uns alongamentos violentos e soltar alguns mugidos desordenados, parecendo alguém que quer se ver livre de uma tarefa enfadonha, tentando demonstrar uma atitude "profissional". Efetivamente, esse ator está bem longe – no sentido globalizante – de se preparar para a tarefa especial e muito delicada que realizará.

Antes de aquecer, é necessário relaxar: um relaxamento calmo, consciente, sem pressão de tempo, que não apenas solte os nódulos musculares existentes, mas sobretudo elimine o cansaço psíquico acumulado durante todo o dia. As tensões do ator serão sempre distintas das tensões pertinentes à personagem.

Após o relaxamento físico, com amplo uso da respiração devidamente acertada pela provocação do reflexo respiratório, melhor será realizada a desintoxicação do corpo, reorganizando a circulação sangüínea e ajudando a equilibrar as energias do organismo. Só então é que podemos fazer alongamentos suaves, trabalhando em seguida a soltura das articulações, para então dar prosseguimento aos exercícios corporais mais específicos, que servirão para favorecer o espetáculo em questão. Todo esse processo de aquecimento ajuda, também, na concentração necessária para o início do espetáculo. O aquecimento psíquico ocorre durante a maquiagem e o uso do guarda-roupa da personagem. Recomenda-se, também, relembrar mentalmente o texto, principalmente os momentos mais importantes para a personagem.

Ao realizar o aquecimento muscular, também aquecemos o aparelho vocal. Os pulmões são ativados, o diafragma é relaxado, assim como a região do pescoço, que deve merecer cuidados especiais durante o relaxamento, para poder atingir as cordas vocais.

Recomenda-se ao ator o cuidado de perceber e controlar os limites de sua capacidade corporal para que, em nome de um aquecimento pré-cênico, não perturbe as energias reais que deverão estar à disposição do espetáculo.

Cada ator tem em mente seus próprios limites físicos, para não acompanhar competitivamente os exercícios dos companheiros que apresentam maior flexibilidade ou resistência física. Aquecimento não é olimpíada, e cada indivíduo tem seus próprios limites.

Os exercícios de aquecimento necessitam de cuidadosa programação para que efetivamente aqueçam o corpo do ator antes de ele entrar em cena, sem extenuá-lo, porém. Repetimos: aquecimento pré-cênico não é aula de ginástica ou de qualquer outra modalidade de treinamento ou condicionamento corporal, pois uma aula de corpo bem-feita necessita de uma recuperação física absolutamente impossível de ser realizada durante o espetáculo que virá a seguir. Um aquecimento inadequado prejudica a própria encenação teatral no que se refere ao rendimento físico como um todo e, principalmente, pode causar um cansaço vocal imediato e bastante inoportuno.

Se é importante para o ator preparar-se para o início do espetáculo, também é importante para sua saúde saber desativar a máquina após o espetáculo. O estado físico que foi alterado durante a representação necessariamente precisa voltar à calma. O uso da respiração conseguida por reflexo respiratório pode ajudar muito no reequilíbrio corporal, psíquico e energético das perturbações desencadeadas durante o ato de representar. Não é recomendado à plena saúde do ator pular do palco para a vida instantaneamente, como geralmente é feito. Recomenda-se a ele que, pelo menos, aguarde o corpo resfriar, nem que seja por meio de um banho rápido, fazendo o possível para não sair do teatro com a personagem a tiracolo.

Estamos cientes da falta de informações que rodeia a desintoxicação do ator após uma representação teatral. Os colegas e as demais pessoas envolvidas no trabalho cênico geralmente acham muita graça e fazem até piada com o ator mais cuidadoso, o que denota uma atitude própria (e até esperada) do desconhecimento geral reinante na classe teatral. Mas isso não deve desmotivar o ator de se cuidar, fazendo-se assim respeitar pela seriedade de seu bom trabalho profissional.

Aquecer e desaquecer a máquina corporal do ator é um trabalho sério, cuidadoso, realizado sempre com muita atenção pelo profissional da arte de representar.

PARTE II
VOZ

1

O "TER UMA VOZ"

Com base nas observações que fizemos ao longo de nosso trabalho com os profissionais da voz e da fala, percebemos – com muita clareza – que as pessoas querem ter uma determinada voz especial. Constatamos também o quanto esse desejo está estigmatizado por modelos vocais que se sucedem no desenrolar do tempo, por modismos influenciados por estereótipos contínuos, alimentados por fantasias vocais de pouca relevância. Temos encontrado atores que não se importam com a voz que efetivamente têm. Querem, a todo custo, aprimorar a voz que imaginam ter. Desejam possuir uma voz igual aos modelos vocais oferecidos pelos grandes esquemas sonoros de consumo, que lançam no mercado vozes e mais vozes, na maioria das vezes sem a menor qualidade, atendendo apenas a necessidades impessoais, tangidas por modismos: por sua qualidade, dificilmente essas vozes poderiam ser chamadas de modelos vocais. A máquina publicitária fabrica lamentáveis cópias vocais, carbonos espectrais, descarnados de qualquer qualidade sonora e muito menos vocal.

 A falta de informação ou, o que é pior, uma informação truncada ou mesmo inadequada faz dos atores verdadeiros joguetes de sua fantasia vocal ou então fantoches vocais, frutos de orientação duvidosa. O ator desconhece o funcionamento de seu aparelho fonador; logo, desconhece a melhor maneira de aproveitá-lo a seu favor no decorrer de seu trabalho.

O problema, no entanto, não é ter uma voz assim ou assado, mas sim descobrir as possibilidades vocais reais de cada indivíduo, evitando ao máximo toda influência ou modelo e criando condições para que essa voz cresça, florescendo com toda a unicidade que a voz humana apresenta.

A hora é de esclarecer o ator para que ele assuma o aprimoramento de sua voz com responsabilidade, ciente de que ela é um dos elementos imprescindíveis ao seu trabalho cênico e que não deve ser relegada ao abandono, pois já se pode contar com a colaboração de profissionais competentes da fonoaudiologia, que se dedicam ao estudo da estética da voz e realizam trabalhos da mais alta competência científica.

Ouvir e poder entender um ator emitindo uma voz saudável, limpa e clara é meio caminho andado para preservar o prazer do espectador.

2

SISTEMA RESPIRATÓRIO

"O termo respiração significa trocas gasosas que se efetuam entre o organismo e o meio ambiente."[10]

O sistema respiratório envolve um conjunto de órgãos tubulares e alveolares localizados na cabeça (nariz e seios paranasais), no pescoço (faringe, laringe e traquéia) e na cavidade torácica (pulmões, brônquios, alvéolos e músculo diafragmático).

O nariz localiza-se na parte média da face, acima da cavidade bucal. Apenas uma pequena parte do nariz é externa; a maior parte dele localiza-se sobre o teto da boca. O nariz é um tubo que canaliza o ar até os pulmões e tem funções de grande relevância; vamos aqui apenas localizar e estudar as de real importância para o trabalho sonoro do ator.

Filtragem – A filtragem do ar feita pelo nariz ocorre de duas maneiras: a primeira envolve os pêlos do nariz, responsáveis pela filtragem de partículas mais grossas existentes na composição do ar atmosférico e indesejáveis ao bom funcionamento orgânico; a segunda filtragem é feita pela mucosa que envolve a cavidade interna do nariz, tornando-a altamente umedecida e capaz de atrair para suas paredes os elementos mais finos, indesejáveis ao organismo, os quais, em seguida, são levados para a faringe e eliminados pelo tubo digestivo.

Aquecimento – O ar, ao entrar no nariz, sofre um processo de aquecimento, uma vez que nessa região há grande concentração de vasos sangüíneos, que se modificam segundo a alteração climática externa. Os vasos sangüíneos que irrigam a região contraem-se, segurando a circulação sangüínea por mais tempo, quando a temperatura ambiente está baixa, dando a sensação de que o nariz ficou gordo por dentro. Com esse procedimento, a cavidade nasal fica muito mais aquecida e funciona como uma estufa que favorece a passagem do ar pelo nariz – além da necessária filtragem, o ar recebe o aquecimento necessário ao bom funcionamento orgânico. No entanto, se o dia estiver quente, os vasos sangüíneos permitem uma circulação mais ativa, como se o nariz estivesse muito amplo. Essa regulagem calórica trabalha muito a favor do ator, que só deve permitir a entrada buco-nasal do ar em ambientes cobertos.

Quando o ator representar ao ar livre, a entrada de ar será feita de preferência pelo nariz, principalmente se estiver muito frio, evitando, sempre que possível, que o ar gelado perturbe a mucosa da faringe ou mesmo da laringe, o que poderia causar uma rouquidão indesejada. Tal proceder altera o ritmo da peça em questão, uma vez que o tempo gasto pela entrada do ar pelo nariz, e tão-somente por ele, lentifica o ato de fala.

Umectação – A mucosa nasal produz um muco que umedece o ar em sua passagem pelo nariz. Essa umectação contribui para o bom funcionamento do sistema respiratório como um todo.

É da mais alta importância que o ator respeite essas condições nasais e evite o uso de tóxicos que possam alterar a estrutura da mucosa, tendo em vista que os três fatores – umectação, filtragem e aquecimento – podem ser usados pelo ator para vencer condições adversas das salas de espetáculo excessivamente ressecadas por aparelhos de ar-condicionado ou dos espetáculos realizados ao ar livre. Assim, o ator colabora com seu organismo para que não ocorram manifestações desagradáveis com sua voz, que poderiam prejudicar ou impedir sua fala.

Perelló e Serra relatam que, desde 1929, Sercer estuda os reflexos nasotorácicos ativos[11]. Sua investigação provou a conexão reflexa que existe entre a mucosa nasal e os músculos respiratórios. Todos os músculos respiratórios – particularmente os músculos do tórax, do diafragma e dos brônquios – sofrem a influência reflexa da mucosa nasal.

A passagem do ar pelo nariz provoca um estímulo específico na mucosa nasal, influenciando os movimentos do tórax. Se a mucosa estiver anestesiada por cocaína, por exemplo, esse reflexo não costuma ser observado.

3

SEIOS PARANASAIS

Os seios paranasais são cavidades que contêm ar. São pares, assimétricos, revestidos por uma membrana mucosa, e se comunicam com a cavidade nasal por pequenos canais. Os seios paranasais são: maxilar, frontal, etmoidal e esfenoidal.

"A principal função dos seios paranasais é manter os ossos do crânio mais leves. Secundariamente, eles funcionam para fornecer muco para a cavidade nasal e agir como câmaras de ressonância para a produção do som."[12]

A função de câmaras de ressonância é o que efetivamente interessa para o ator, que deve dar toda a atenção a seu desenvolvimento a fim de ampliar o som emitido. É pelo ar aí existente que podemos amplificar o som.

Essas cavidades devem manter-se desobstruídas, pois assim o ar efetivamente existirá em quantidade necessária para a ressonância ocorrer.

A existência de sinusite ou qualquer outro tipo de impedimento dessas cavidades prejudica o trabalho do ator. O indicado é que ele procure com a máxima urgência um especialista para sanar tal problema, tendo em vista que sua voz está sem o auxílio das caixas de ressonância.

4
FARINGE

A faringe é um tubo musculomembranoso mediano e ímpar, que serve ao mesmo tempo aos sistemas respiratório e digestivo. Inicia-se na base do crânio e segue até a sexta vértebra cervical, na qual tem continuidade com o esôfago e a laringe. Nesse ponto ocorre o cruzamento dos sistemas digestivo e respiratório.

A faringe assume uma função importante na formação dos sons, particularmente dos sons orais, pois funciona como uma caixa de ressonância, contribuindo para dar características muito especiais à fala.

Qualquer alteração nessa área, quer na tonicidade muscular, quer na mucosa, pode afetar a fala. Uma faringite altera bastante o som da fala, e é causa de disfonias e até mesmo de afonias (ausência de voz). No caso de uma faringite, o ator deve evitar o uso de medicação caseira e procurar um especialista, para que possa medicar-se com segurança.

Se o indivíduo apresentar adenóides, acabará desenvolvendo uma respiração mais bucal, produzindo assim uma voz tamponada ou nasal. Recomenda-se igualmente um especialista e, logo a seguir, uma terapia vocal para regularizar a voz e a fala alteradas.

O ar frio e o abuso de gelo, bem como as tensões musculares, não são recomendados para a faringe.

5
LARINGE E PREGAS VOCAIS

A laringe abre-se na base da língua. Situada na parte mediana do pescoço, comunica-se com a traquéia na parte inferior e com a faringe na parte superior. A laringe é conhecida como a caixa da voz, pois é nela que se situam as pregas vocais.

A laringe é constituída por cartilagens, membranas, ligamentos e músculos; estes, ao combinarem-se entre si em movimentos precisos, são responsáveis pela produção sonora, quando propiciam a rápida movimentação das pregas vocais.

Na laringe, encontramos as pregas vocais ou cordas vocais verdadeiras, responsáveis pela produção do som, e as pregas ventriculares ou cordas vocais falsas, responsáveis – junto com a epiglote – pela vedação do tubo laríngeo durante a deglutição.

Entre as pregas vocais e as pregas ventriculares encontramos uma fenda, o ventrículo da laringe, que é uma das primeiras caixas de ressonância que o som encontra para sua amplificação.

As pregas vocais são de grande mobilidade quando estão pouco tensas, pois encontram-se espessadas e produzem sons graves, de baixa freqüência. Quando as pregas vocais assumem a posição de tensão, percebemo-las bem finas, produzindo sons agudos.

A laringe pode assumir vários movimentos, segundo as necessidades sonoras, como uma posição alta, própria para sons agudos, e uma posição descendente, para sons graves. Essas posições associam-se à espessura das pregas vocais. No falsete, a laringe está em sua posição mais alta, e as pregas vocais estão em afinamento máximo, como se fossem duas lâminas.

Observando-se essa intensa mobilidade laríngea, recomenda-se ao ator que mantenha seu pescoço em ângulo de 90° com a cabeça; assim, estará garantida a "dança da laringe". Quando o ator enterra a cabeça no tórax ou alonga o pescoço para cima, dificulta os movimentos laríngeos e, naturalmente, prejudica sua emissão vocal.

6

TRAQUÉIA, BRÔNQUIOS E ALVÉOLOS

A traquéia, ou tubo de vento, segue-se à laringe, ao nível da sexta vértebra cervical. A traquéia bifurca-se na altura da quarta ou da quinta vértebra torácica em dois brônquios principais, direito e esquerdo. Ela é um tubo cilíndrico, formado por uma série de arcos de cartilagem; sua função principal é dar passagem ao ar.

Cada brônquio principal supre um pulmão. Os brônquios principais dividem-se em três brônquios secundários; estes se dividem, por sua vez, em brônquios terciários, que continuam a se dividir em ramos bem finos, chamados bronquíolos, que se dividem em bronquíolos terminais, subdivididos em bronquíolos respiratórios, que se abrem nos ductos alveolares; destes se originam os alvéolos.

Os alvéolos estão geralmente arrumados em grupos, formando um saco alveolar. É nos alvéolos que se deposita grande parte dos resíduos da nicotina; ao atingirem índices muitos altos, esses resíduos paralisam a unidade alveolar.

Torna-se bastante razoável recomendar aos atores que evitem fumar, pois necessitam manter seu organismo em perfeito estado de vitalidade.

7
PULMÕES

O corpo humano possui dois pulmões, um à direita e outro à esquerda do coração. Eles apresentam a forma aproximada de um cone e são os órgãos principais da respiração. Estendem-se do diafragma até uma altura de mais ou menos 13 centímetros. Entre os dois pulmões encontramos uma cavidade, chamada mediastino, ocupada principalmente pelo coração.

Cada pulmão está inteiramente revestido por uma cobertura serosa, semelhante a um saco totalmente fechado, chamada pleura. Esse revestimento é constituído por dois folhetos, e entre eles existem alguns milímetros cúbicos de líquido pleural, permitindo uma pressão negativa em relação ao meio ambiente e tornando-se um dos importantes fatores para que a mecânica respiratória aconteça.

8

DIAFRAGMA

O diafragma é um grande músculo em forma de cúpula, de concavidade inferior, que separa a cavidade torácica da abdominal. Nele podemos observar duas partes distintas: uma parte central, tendinosa, e outra parte periférica, muscular. É importante que o ator observe essa forma côncava por todo o diâmetro torácico e pense em algo consistente e muito forte. Costuma-se chamar o diafragma de laje em forma de cúpula ou de parede móvel transversa, pois separa a parte torácica da abdominal. Recomendamos uma investigação apurada, em um bom atlas de anatomia, sobre a forma do diafragma, uma vez que ele é de real importância para o trabalho do ator. Uma visualização incorreta dele pode atrapalhar o trabalho cênico.

O diafragma costuma ser chamado de músculo inspirador, pois, ao contrair-se, faz descer seu centro tendinoso, dilatando o tórax em diâmetro vertical, transversal e sagital. Nesse movimento, eleva e separa as costelas, colocando o esforço físico da inspiração longe do pescoço, dos ombros e da barriga, tornando-se assim um instrumento de grande relevância para o processo de fonação. Rasch e Burke assim relatam: "A contração de suas fibras traciona, para baixo, o tendão central e, para cima, as costelas e o esterno"[13].

Esse movimento ocasiona a sucção do ar por um potente movimento de pressão, chamado muitas vezes de movimento de ventosa. Logo, seria muito útil que os atores dessem descanso ao nariz e deixassem essa pressão de sucção do ar acontecer livremente pelo trabalho diafragmático, usufruindo assim da cubagem aérea necessária ao organismo, sem exercer nenhum esforço, principalmente com o nariz, os ombros ou a barriga. O organismo está preparado para exercer naturalmente suas funções; cabe ao ator zelar para que ele trabalhe livre de interferências prejudiciais.

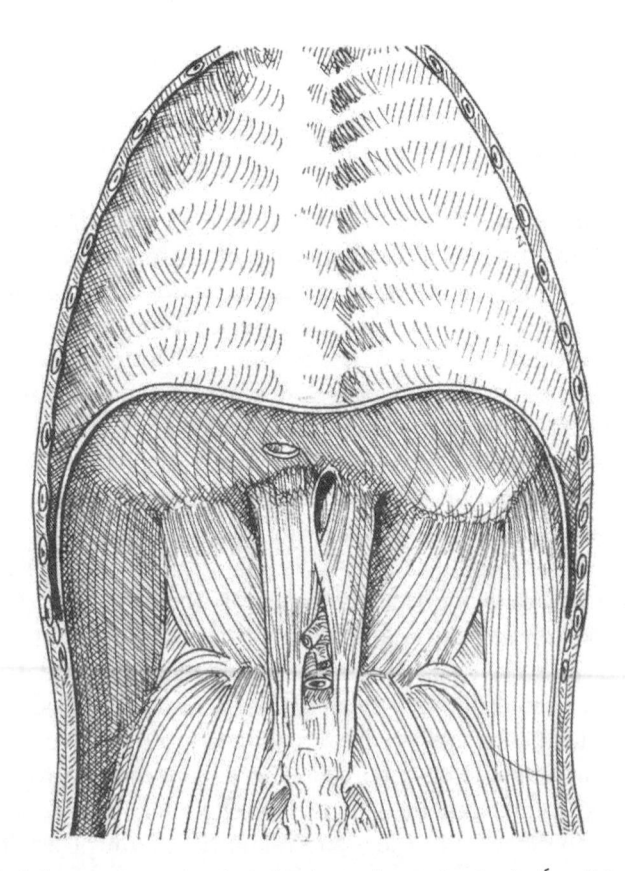

O diafragma é um grande músculo em forma de cúpula. É o divisor entre tórax e abdômen e sua contração é para baixo.

9
RESPIRAÇÃO

A respiração pode ser dividida em dois momentos: a inspiração, ou entrada de ar no organismo, e a expiração, ou expulsão de ar do organismo.

A principal finalidade da respiração é levar oxigênio às células do corpo, ou seja, promover o metabolismo das células e remover o produto residual desse metabolismo. O ar renova-se ininterruptamente nos pulmões, para que a troca de gases possa acontecer e o sangue possa ser renovado.

Para que a mecânica respiratória ocorra, observamos três fatores:

1. A elasticidade pulmonar. Encontramos os pulmões em constante estado de distensão, e a expiração ocorre pela elasticidade pulmonar.
2. O movimento costal. Por meio dos músculos torácicos inspiradores, a caixa torácica é alargada, promovendo uma pressão negativa em relação ao meio ambiente e induzindo o ar para dentro dos pulmões, como se fosse uma máquina de sugar instalada na base pulmonar.
3. O movimento do diafragma. Esse é o grande auxiliar da respiração. Sua cúpula desce durante o esforço da inspira-

ção, tornando-se ele quase plano, deslocando um pouco a cavidade abdominal e, naturalmente, ampliando a cavidade torácica. É sobre essa ampliação da cavidade torácica que gostaríamos de orientar o pensamento dos atores.

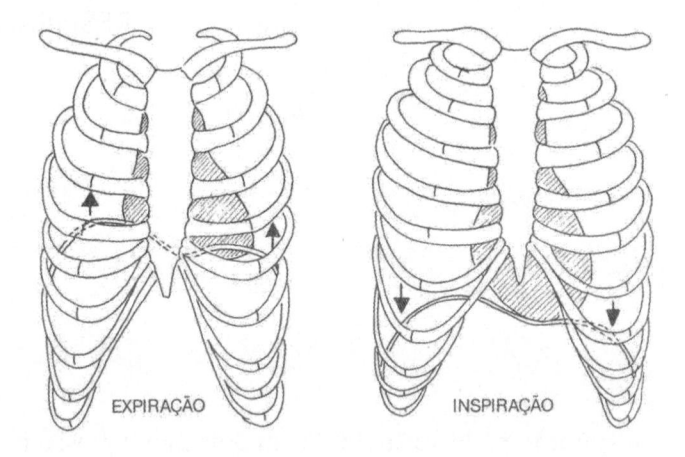

EXPIRAÇÃO   INSPIRAÇÃO

Podemos perceber o movimento das costelas auxiliando a entrada de ar e sua expulsão.

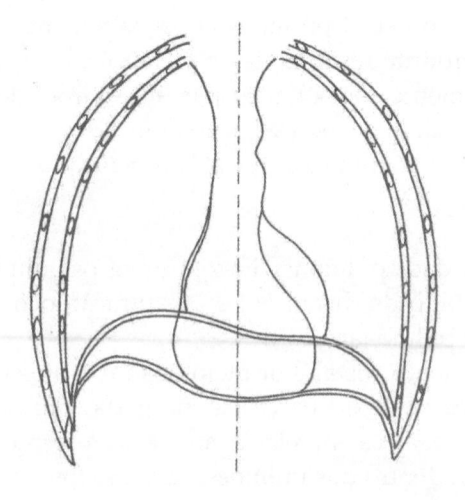

Como se percebe, o maior ganho respiratório está na base pulmonar. No deslocamento do diafragma para baixo, ocorre a sucção de ar por pressão negativa.

Quando o corpo está em repouso, a inspiração é um movimento muscular ativo e a expiração é passiva, controlada pela elasticidade pulmonar. Na fala estética ou no canto, a inspiração e a expiração tornam-se movimentos ativos e de controle preciso.

Aproveitamos, mais uma vez, para alertar o ator para o sem-fim de nomes encontrados para a respiração, sem contar outras tantas "localizações geográficas" corporais e, principalmente, a grande confusão reinante em torno do fato respiratório.

O órgão respirador do organismo está dividido em duas partes, os pulmões, que trabalham em regime uno, solidário, e que obedecem a um mecanismo próprio de expansão e recolhimento. Isso é feito dentro da caixa torácica. A melhor maneira de realizar o ato respiratório é permitir que o organismo o faça, em paz, sem interferências nocivas ou abusivas. Devem-se evitar técnicas mirabolantes de pouca veracidade ou de fundamentação equívoca, que conduzem a nenhuma praticidade para o uso da fala estética, e quase sempre são de interferência nociva e até danosa para os crédulos de pouca pesquisa. Observemos a singeleza orgânica e trabalhemos na direção desta proposta: o reflexo respiratório.

A respiração é um dos elementos-chave na busca das emoções. A regulagem respiratória deve ser muito bem treinada para o estudo e o levantamento da relação da respiração com as emoções. Em todas as emoções humanas, a respiração é um fato presente, ativo, que dá características específicas a cada manifestação emotiva.

10

COMO RESPIRAR

Nas escolas de teatro brasileiras, o momento de ensinar um ator a respirar sempre se caracterizou por um pequeno tumulto, dado o grande número de informações teóricas sobre o fato respiratório, além dos conceitos que o ator trazia consigo e que consistiam, muitas vezes, em informações desencontradas. O uso de um atlas de anatomia, as informações teóricas sobre o ato de respirar e os exercícios propostos eram sempre um caminho difícil a ser percorrido na instalação do ato respiratório no paciente-ator. Como fonoaudióloga, havia um desejo de transformar essa aprendizagem em um momento mais descontraído, sem polêmicas, sem grandes perdas de tempo.

A solução nos foi dada durante o curso de cinesiologia, ministrado por Sandor Pethö (em São Paulo), que, entre outras informações interessantes, falou dos toques sutis que podem deflagrar o reflexo respiratório. Isso respondia a uma insatisfação nossa com relação à instalação da respiração em nossos pacientes-atores, falantes profissionais. Vamos relatar o exercício do professor Sandor, para nós de grande valia: trata-se de um estímulo sutil, realizado pelas mãos em contato com os ombros, sensibilizando o plexo braquial ou o conjunto de nervos que fornecem suprimento nervoso aos membros superiores.

O ator realiza esse exercício sentado no chão, sobre um colchonete, ou em uma cama. Suas pernas ficam estiradas e levemente afastadas e seus olhos, fechados. De maneira delicada, unir os dedos de cada mão uns aos outros e depois colocá-los sutilmente sobre os ombros, mais especificamente acima da clavícula, ponto conhecido popularmente como "saboneteira", sem exercer qualquer pressão. O ator permanece por alguns instantes, aproximadamente um minuto, observando a soltura dos músculos das pernas e das costas e o aparecimento da alteração respiratória. Deve-se deixar o corpo bem à vontade, para que realize o movimento que desejar. A manifestação que mais comumente se observa é a queda do tronco para trás, em direção ao solo, daí a recomendação de realizar o exercício numa cama ou num colchonete.

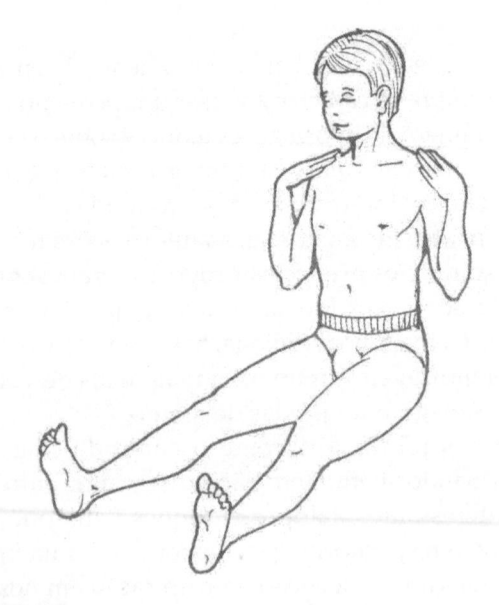

1. Sentado.
2. Pés paralelos.
3. Mãos colocadas suavemente nas saboneteiras.
4. Olhos fechados.
5. Deixe o corpo fazer o que ele quiser.

Além do relaxamento muscular que o exercício provoca, o fato que mais nos interessa é a deflagração do reflexo respiratório, que ocorre da maneira ideal para o trabalho respiratório do ator ou do falante profissional. Assim que começamos a utilizar esse exercício com os atores, a compreensão do ato respiratório tornou-se bem mais rápida, o que evitou discussões desnecessárias, pois a vivência economiza inúmeros argumentos, fato de que o paciente-ator gosta muito, mesmo quando desprovido de qualquer fundamentação teórica. O ator costuma desperdiçar um tempo precioso, que poderia usar no fazer, no treinar, enfim, no aprimoramento da técnica vocal.

Para alegria nossa, a instalação do ato respiratório mostra-se bem tranqüila, pois simplesmente pedimos ao ator que, humilde e pacientemente, observe a proposta orgânica e aprenda com o organismo a melhor maneira de respirar.

Com base na observação e na prática do reflexo respiratório, quando é constatado o trabalho proposto pelo organismo, podemos instalar um *platô*[14] na respiração do ator – uma capacidade aérea na qual ele encontre um ponto de partida e de chegada em suas necessidades respiratórias dentro da fala cênica e que deve sempre girar em torno do uso econômico do ar.

Temos observado que os atores que usam muito ar durante a representação teatral estão sujeitos a uma "pressão-vento"[15] alta. Tal pressão, feita pela base pulmonar, quando sobrecarregada pelo excesso de ar, dificulta o controle da fala do ator, pois não é nada fácil lidar com a pressão-vento dentro do tubo laríngeo, e, via de regra, o ator acaba desenvolvendo toques bruscos com suas pregas vocais durante o ato da fala. Tentando inutilmente controlar tal pressão aérea, acaba contraindo toda a região do pescoço e, às vezes, também os ombros e a face, conseguindo apenas produzir sons desagradáveis provenientes de "gargantas raspadas", pela tensão provocada, o que na grande maioria das vezes conduz à rouquidão.

Nossa proposta é que o ator aprenda a trabalhar a fala com "pouco ar", ou ar de reflexo, controlando assim a pressão aérea dentro do tubo laríngeo, inspirando pouco ar, ou melhor, obedecendo aos parâmetros propostos pelo reflexo respiratório, e subdividindo esse pouco ar por suas necessidades de fala. Esse processo visa a obter ganhos altos no tempo de fala, com pouco investimento de ar. Para tal procedimento, recomendamos uma divisão de texto bastante criteriosa e que permita pequenas entradas de ar, que continuamente abasteçam as necessidades aéreas do ator. Cabe aqui lembrar que ler e falar não são exatamente a mesma coisa. Ler está para os olhos assim como falar está para os ouvidos. Divisão de texto está para a fala, logo parar no ponto ou na vírgula está fora de cogitação. O ponto e a vírgula pertencem ao universo da mídia impressa, não à fala. O falante pára quando sua emoção manda, ou exatamente quando bem entender. As regras para a divisão de texto só existem na vontade do falante, e estão intimamente ligadas à emoção e à naturalidade de expressão que ele pretende passar. Quem manda é o sentimento.

    O uso de pouco ar, sempre em torno do reflexo respiratório, tem se mostrado extremamente eficiente no trabalho cênico que orientamos. Lembramos aos atores que o reflexo respiratório é pessoal, intransferível e único, resultando desse detalhe divisões de texto absolutamente individuais.

11

APOIO RESPIRATÓRIO

Uma das preocupações mais freqüentes no trabalho vocal do falante profissional é o fato de a voz ir para a garganta, que é uma região de vibração. Mais especificamente, falamos das pregas vocais, que vibram para produzir o som e que não devem, portanto, receber qualquer tensão. No entanto, faz-se necessário um ponto de apoio para que se possa lançar o som vocal à distância desejada. Via de regra, os atores fazem da garganta esse ponto de apoio. Essa incoerência faz com que os atores passem a exibir gargantas estufadas e de veias saltadas.

Nossa proposta de apoio é a pressão que pode ser deflagrada entre os dois diafragmas: o diafragma torácico e o diafragma pélvico.

O ator pode promover uma leve pressão abdominal (baixo-ventre), mais ou menos quatro dedos abaixo do umbigo, seguida de uma leve contração glútea. A situação pode ser comparada ao que nós chamamos de "barriguinha de praia": é apenas um leve recolhimento da barriga, sem envolver a região estomacal, seguido de sutil contração glútea, sem qualquer contração que atinja a parte anal. Este exercício deve ser incorporado ao dia-a-dia do ator, tornando-se um hábito natural e constante em sua vida. A postura resultante é bem elegante.

É para essa região pélvica que o ator encaminha sua atenção quando deseja uma projeção mais resistente. O *cinturão pélvico*, como costumamos chamar a essa disposição corporal (barriguinha de praia e contração glútea) é indispensável para a fala cênica. Quando o ator dirigir sua fala para o grito ou para o sussurro, recomenda-se um cingimento máximo do cinturão pélvico. Nessa situação, por pressão negativa, existe grande quantidade de ar retirada pelos pulmões. É muito comum o ator levantar os ombros antes do grito; essa atitude fatalmente soltará o cinturão pélvico, o que fará que o grito fique sem o apoio pélvico e caia na garganta, raspando o trato vocal, podendo gerar rouquidão. Logo, recomenda-se cuidado, observação e muito treino.

Se o apoio está a cargo do cinturão pélvico, as costelas são responsáveis pela pressão de sucção e de expulsão da coluna aérea. O vento, ao passar pelas pregas vocais, faz que elas vibrem, produzindo o tom fundamental ou som inicial, que será amplificado e modelado na seqüência do percurso de expulsão. Na amplificação sonora, os seios paranasais e o osso esterno têm grande participação. A modelagem corre por conta dos lábios, da língua, do véu palatino e dos demais componentes buconasais.

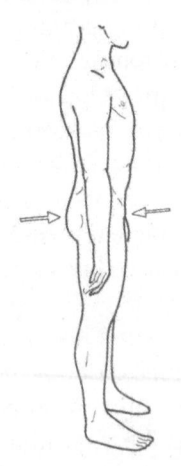

1. Barriga para dentro (quatro dedos abaixo do umbigo ou, se preferir, logo acima do osso púbico).
2. Movimento da massa glútea, fechando as nádegas.
3. Os joelhos devem permanecer "bobos".
4. Ao andar, contrair as nádegas alternadamente.

12

MANIFESTAÇÕES RESPIRATÓRIAS

Tosse – É um recurso de que o organismo lança mão para desobstruir as vias aéreas, em caso de algum impedimento. É, geralmente, uma resposta reflexa a qualquer irritação que possa ocorrer nas vias respiratórias. A força-vento usada para tal acaba limpando os brônquios e a traquéia, mas essa mesma pressão aérea envolvida pode irritar a garganta. Recomenda-se observar se o processo da tosse não é um apoio psíquico, muito comum nas leituras em voz alta.

Espirro – Também é um recurso orgânico de expulsão de elementos indesejáveis localizados no nariz ou na boca. Deve manifestar-se livremente, pois carrega consigo grande pressão aérea. O espirro não deve ser preso.

Bocejo – É solicitado pelo organismo para uma ventilação pulmonar mais completa. Alguns autores afirmam que os alvéolos periodicamente se fecham, e o bocejo, com sua longa inspiração profunda, acaba promovendo sua abertura. É interessante notar que, comumente, bocejamos em situação social amena, onde não paire qualquer ameaça à nossa integridade. Jamais observei um bocejo diante de um inimigo. O bocejo não deveria ser evitado; afinal, ao que tudo indica, só acontece quando o sujeito abre sua guarda pessoal, e isso ocorre apenas em situação vivencial favorável. O bocejo pode ser provocado antes da entrada em cena para relaxar a face, a boca e a garganta, bem como para aumentar a oxigenação sangüínea.

Soluço – É uma contração espasmódica do diafragma; até agora, não se encontrou qualquer propósito útil para tal manifestação anormal. Percebe-se com maior freqüência nos acontecimentos que envolvem choque térmico. Um soluço que permanece por algumas horas deve ser investigado de imediato.

13

A BARRIGA

No Brasil, as técnicas respiratórias mais usadas estimulam o uso da barriga. Ou melhor, o aluno é treinado para que projete o ventre para a frente, como técnica de respiração e apoio. A procedência de tal prática é muito antiga no Brasil. Vamos encontrar uma das ligações com essa prática na história do canto e na grande influência que o *bel canto* exerceu em nosso país. As práticas da escola italiana de canto foram muito apreciadas entre nós, encontrando múltiplos seguidores, que se mantêm ativos até os dias atuais. Depois do *bel canto*, outras escolas surgiram, mas sem grandes representantes.

Percebemos hoje, no canto, a busca das práticas alemãs, em que o ventre é usado como apoio: para dentro ("barriguinha de praia"), mas não como fole. Percebemos com alegria que o intercâmbio entre alemães e brasileiros, na atividade do canto, cresce a cada dia. Por meio desse intercâmbio, o uso do ventre como auxiliar respiratório assume função um pouco diferente. O ventre fica empurrado para dentro, auxiliado por leve contração da massa glútea, o que aumenta a pressão interna entre o diafragma torácico e o diafragma pélvico. Isso funciona muito bem como apoio para o canto e para a fala cênica.

Temos usado, com excelentes resultados para os atores, as práticas da escola alemã que chegaram ao Brasil. Com elas, os atores têm apresentado maior rendimento vocal em cena, menor cansaço e uma estética – a nosso ver – bem mais interessante, pois há movimentos de barriga para a respiração que funcionam como ruído dentro da comunicação cênica, tal a deselegância da manifestação corporal provocada.

Temos como norma no treinamento dos atores que a técnica é uma conquista íntima, jamais exibida ao público; este fica com os resultados artísticos que a técnica possa produzir. A barriga projetada para o público mostra por demais o esforço do ator para a produção de sua arte. A barriga, altamente ativada durante o trabalho cênico, provoca uma entrada de ar muito grande, excessiva mesmo para o trabalho que está sendo realizado, produzindo atores suados e muito cansados sem necessidade. Alguns atores acreditam tanto na técnica da voz apoiada na barriga que acabam ficando com uma respiração ruidosa, uma sudorese abundante e um cansaço muito grande, provocando em nós, platéia, um sentimento piedoso, sendo quase imediata uma reflexão íntima: "Coitado, como está cansado!". Quando esse pensamento passa pela mente da platéia, toda a arte do ator fica em perigo. Embora seja usual medir uma boa performance teatral pela roupa molhada do ator, "suar a camisa" em cena muitas vezes significa apenas mau uso da máquina corporal no ato respiratório durante a representação. A busca de técnicas sempre ajuda o profissional da fala.

A nosso ver, a arte do ator é muito clara e muito limpa em sua apresentação; em contrapartida, as técnicas são sempre bem ocultas, o que exige grande investimento de trabalho.

14

CURVA DE QUEIMA

Se em uma corrida permitirmos que a respiração penetre livremente no organismo, verificaremos que, com o aumento da atividade física, o organismo pede cada vez mais ar, e quanto mais damos ar, mais ele quer, sem nunca se saciar. Se pararmos a atividade física nesse ponto, verificaremos que o organismo continua pedindo ar até atingir um ápice, e então, lentamente, volta à calma. Temos, assim, a seguinte curva:

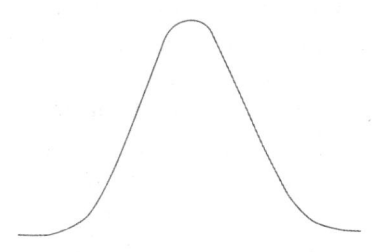

Não é possível para o ator, em cena, permitir que tal processo se instale. Impedir que isso aconteça leva algum tempo de treinamento, pois estamos lidando com o princípio de prazer do organismo.

Vamos então acionar nosso treinamento, começando pelo ritmo respiratório, encontrado por meio da busca do reflexo respiratório, que nos dá um *platô* pessoal de entrada e saída de ar, de maneira calma e com baixo consumo aéreo. O treinamento do *platô* pelo reflexo respiratório é de grande oportunidade para nosso trabalho.

Observando bem o ritmo respiratório dentro desse *pouco ar*, começamos então uma nova corrida, agora com o cuidado de não dar ao organismo todo o ar que ele quer, mas apenas aquela pequena quantidade de ar oferecida pelo reflexo respiratório.

Inegavelmente, o organismo nos pressionará, com seu desejo de prazer, a consumir muito ar. Não vamos atender a esse pedido, mantendo-nos firmes dentro do *platô* respiratório pessoal conseguido pelo reflexo, isto é, trabalhando com pouco ar.

Agora vamos parar nossa corrida. Mais do que nunca, o organismo nos pede ar. Esse pedido manter-se-á ativo mais ou menos durante um minuto ou um minuto e meio. Dentro desse tempo, não se recomenda ceder ao pedido de ar do organismo, pois ainda pode ser instalada a curva de queima.

Novamente, vamos correr, dar alguns pulos, ativar o organismo como se fosse uma coreografia. Vamos manter a respiração com pouco ar. *Importante*: não se trata de impedir a entrada e a saída de ar do organismo. Não é parar de respirar. É apenas uma respiração controlada: o ar entra e sai dos pulmões na medida estabelecida pelo reflexo respiratório pessoal, e nada mais que isso. Ao parar, tentemos falar um texto qualquer. Verifiquemos a pressão que o organismo faz para conseguir mais ar. Não cedamos, e tomemos muito cuidado com as vogais, que podem deixar passar uma grande quantidade de ar a cada pequena inspiração. Lembremo-nos: a entrada de ar é pequena; é como se fosse feita por pequenas e tímidas "lambidinhas" de ar. Se, após a coreografia, houver um canto, o cuidado deve ser redobrado. Muito cuidado com a tomada de ar para a primeira frase – ela necessita obedecer à disciplina do treinamento.

Uma vez bem treinada a curva de queima, o ator fará todos os exercícios físicos que o espetáculo teatral possa pedir, sem mostrar-se cansado para a platéia e, principalmente, sem aquela aparência suada, tão desagradável de se ver. O mais importante, no entanto, é a manutenção da qualidade vocal durante toda a apresentação. A resultante artística da expressão sonora é cada vez mais proporcional à busca das técnicas fundamentadas na pesquisa científica.

A curva de queima, agora, apresenta-se assim:

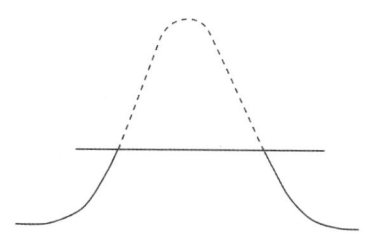

Com o treino da respiração, mantemos a curva de queima sob controle e vigilância, mas sabendo que, a qualquer descuido, ela pode se manifestar poderosamente e arruinar nosso trabalho com a emissão de um texto quebrado por nosso cansaço totalmente à mostra. Não é efetivamente difícil controlar a curva de queima, pois, com trabalho, realizamos verdadeiros milagres.

15

NASALIDADE

O português falado no Brasil apresenta um grande uso da nasalidade. As palavras encontram-se envolvidas por /m/, /n/, /ão/, /ões/ e /ãos/ em grande quantidade, sons que dirigem e concentram a saída da coluna de ar para o nariz. O véu palatino, também chamado de úvula ou campainha, é responsável pela orientação da coluna de ar para a saída nasal ou oral. O que se recomenda é uma orientação da coluna aérea para a saída pela boca. Quando realizamos o exercício /a/ /an/, várias vezes, dentro de uma mesma inspiração/expiração, percebemos a movimentação do véu palatino, ora para trás [/a/], ora para a frente [/an/], ou seja: uma vez a saída da coluna de ar é pela boca e outra vez, pelo nariz.

Tornar os sons mais orais, mais audíveis, de fácil comunicação e entendimento, é uma das metas do ator. Os sons anasalados são mais ruidosos no processo da comunicação palco–platéia e prejudicam, e muito, o bom entendimento das palavras.

A ressonância a ser buscada para o português falado no Brasil é a dos seios paranasais e do osso esterno (*ressonância óssea*), evitando-se, sempre que possível, o uso no palco da ressonância do nariz. Essa ressonância precisa ser minimizada para um bom andamento da fala cênica, em especial sua propagação ou projeção.

A busca das ressonâncias ósseas é o que se recomenda ao falante profissional. A vibração óssea, além de amplificar melhor a palavra, coopera com sua clareza, propiciando melhor propagação no espaço.

16

HIGIENE DA VOZ

O treinamento vocal começa após os 15 anos para a moça e por volta dos 18 anos para o rapaz, quando a muda vocal houver efetivamente terminado. A voz costuma manter-se bem até por volta dos 50 anos ou mais, dependendo de cada indivíduo, que é quando os órgãos vocais começam a dar sinais de envelhecimento. Esse fato não deve preocupar o ator de mais idade, que, mantendo um treinamento vocal regular e adequado ao longo de sua vida, retarda em muito o envelhecimento vocal. Em alguns casos, o envelhecimento vocal, ou voz senil, praticamente não existe, observando-se apenas que o passar dos anos acentua um tom mais grave ou mais agudo na voz. Um ator de mais idade necessita adaptar-se à sua nova tonalidade vocal, sem se preocupar muito com o fato da mudança, mas sim em manter-se dentro de um treinamento vocal adequado a seu novo registro.

O treinamento vocal é realizado durante mais ou menos 40 minutos diariamente, e não mais do que isso, para não cansar a voz desnecessariamente. Observando-se qualquer disfunção vocal, recomenda-se ao ator procurar um fonoaudiólogo. Os exercícios, sempre que possível, devem ser feitos de pé e após um relaxamento. É necessário observar com cuidado se a vocalização está correta, evitando-se cometer abusos.

As horas de uso vocal devem ser seguidas de absoluto silêncio e repouso físico. Horas antes do espetáculo, recomenda-se repouso vocal ou pelo menos economia da voz, observando durante o dia os excessos cometidos para com a voz e tentando, sempre que possível, minimizá-los.

Não se recomenda o hábito de "raspar" a garganta ou usa-lá estrondosamente para tossir, expelir catarro ou demais atitudes do gênero.

Recomendam-se alimentação balanceada, repouso adequado, ausência total de uso de tóxicos, mesmo de cigarro comum, além de cuidado com o uso de gelo e de ar refrigerado. Outra observação cuidadosa ocorre com os "conselhos milagrosos" de terapia caseira, tais como tomar goles de conhaque antes de entrar em cena ou mascar gengibre – o que é pouco recomendável, pois essa planta é muito forte para a mucosa e seu abuso pode provocar irritação. Se você ouviu dizer que alguém ficou bom de uma rouquidão por causa do uso de gengibre ou demais panacéias, não se esqueça do "poder de cura" da fé. A psique pode realizar alterações em certas manifestações orgânicas, e, no caso, a "cura" não se deve a qualquer tipo de panacéia doméstica, mas ao uso da psique que, por causa da fé, ocasionou a "cura". Não podemos descartar também organismos fortes e vozes superdotadas que apresentam uma resistência acima do comum.

Essas e outras atitudes são muito comuns no dia-a-dia do ator, e podem se encontrar também procedimentos como: não entrar em cena sem antes comer um pedaço de pão, para "abrir a garganta", gargarejar com produtos químicos ou da flora e inúmeros outros procedimentos e atitudes muito estranhos, mais ligados à magia propiciatória ou a um apoio de ordem psíquica do que efetivamente às necessidades fisiológicas do ato da fala.

Antes de entrar em cena, não se recomenda ao ator comer em demasia; o estômago muito cheio recruta as energias do organismo para o ato da digestão, provocando moleza e sono. Também não recomendamos atores famintos em cena, sujeitos a tonturas ou desmaios. O ideal para o ator é proporcionar-se um ligeiro conforto alimentar, frugal e leve. Não se esqueça o ator de dormir um mínimo de oito horas por noite, sem o auxílio de qualquer droga. Os exercícios físicos carecem de moderação, evitando-se a fadiga dos exercícios violentos, que em nada ajudam a voz e podem levar o corpo a tensões musculares indesejadas, principalmente na área do pescoço.

A higiene bucal deve ser bem rigorosa, pois qualquer irregularidade pode contaminar a garganta e provocar rouquidão; o ator necessita também dos cuidados de um dentista de confiança.

Torna-se oportuno lembrar o cuidado a ser mantido com o uso de chá, café, cigarro e pastilhas de toda ordem, e, principalmente, deve-se evitar todas as balinhas que, após alguns minutos na boca e com uma inspiração bucal, gelam a mucosa.

Essas inocentes balinhas podem anestesiar, com seus vapores, as pregas vocais. Se o uso de tais balinhas ou pastilhas ocorrer durante o período pré-cênico, o ator pode imaginar que logo a seguir imprimirá velocidade máxima aos pequenos músculos das pregas vocais parcialmente anestesiados. Tal procedimento pode criar problemas para a voz e a fala.

Quando o ator é convidado a cantar em um espetáculo cênico, deve avaliar muito bem o cansaço físico que o desenrolar das cenas proporciona até o momento do canto, equilibrando as oportunidades de descanso e de ação cênica, monitorando muito bem o trabalho respiratório, e o mais importante: só aceitar partituras dentro de sua tessitura vocal. Não se engane o ator, pois é necessário pensar muito bem a temporada teatral como um todo, bem como o cansaço ocasionado pela própria peça em andamento antes do canto. Se ainda assim aceitar cantar fora de sua tessitura, arriscará bastante sua saúde vocal. Insistimos em lembrar que cantar ao lado do pianista ou maestro é uma coisa. Cantar dentro do ritmo de um espetáculo é algo bem diferente.

Após cada espetáculo, são muito gostosos os abraços e tapinhas nas costas, que falam à vaidade. Mas eles podem, no entanto, levar-nos a uma gripe se não trocarmos logo a roupa suada de cena. Após um espetáculo, recomenda-se o repouso vocal e um repouso físico de pelo menos trinta minutos; o mais recomendado mesmo é que o ator, após o espetáculo, vá para casa, tome um banho, coma algo bem leve, relaxe o corpo e durma até a manhã seguinte, recuperando assim todas as energias gastas.

É muito importante que o ator não tente imitar a voz ou o jeito de falar de alguém sem orientação de um profissional da fonoaudiologia. Imitar vozes é realmente uma arte que demanda estudo e treinamento técnico, principalmente das caixas de ressonância. Cada ser humano apresenta uma riqueza vocal absolutamente única, e o ator não pode desprestigiar a natureza, que o brinda com presente tão raro. Isso não quer dizer que o ator está proibido de brincar com a voz, encontrando sons e maneiras de falar diferentes para suas personagens, muito pelo contrário. Mas deve sempre fazer uso de sua voz real; é só com base nela que tais pesquisas podem ocorrer. Se o ator sentir qualquer tipo de problema na voz, recomenda-se que primeiro corrija esse distúrbio com um fonoaudiólogo, antes de aventurar-se em pesquisas sonoras que podem acarretar problemas maiores a ela.

Percebemos que existem, em nosso meio social, alguns mitos vocais, tais como: "Só fala bem quem tem um bom gogó"; "O sujeito já nasce com uma boa voz"; "Reabilitação vocal é para quem tem dinheiro para jogar fora"; "Só posso falar durante cinqüenta minutos, depois eu fico rouco"; "Tem de ter um senhor pulmão para inspirar uma grande quantidade de ar"; "Rouquidão a gente cura com pensamento positivo"; "Bom mesmo é aula de canto"; "Quem não tem bom ouvido musical não fala bem mesmo"; "Para falar bem, a língua deve ser malabarista, por isso é que cortei o freio da língua". Essa última afirmação é de um absurdo inominável; jamais permita que o seu freio lingual seja seccionado sem o parecer de um ou mais profissionais da fonoaudiologia, pois o simples corte do freio lingual, na grande maioria das vezes, é totalmente inútil e não resolve os problemas da voz e da fala que popularmente são englobados dentro de um único nome: "língua presa". Todas essas afirmativas ouvimos ao longo de nossa pesquisa com a população teatral, e só Deus sabe quantos outros mitos vocais estão espalhados por este mundo. *Vade* retro tamanha mistificação! Procure a ciência.

Nenhum desses mitos apresenta fundamentação dentro da anatomia ou da fisiologia da voz e da fala. Todas as pessoas podem chegar a ter uma boa voz e a cantar, dentro de suas possibilidades vocais reais, de sua tessitura e de seu registro, caso trabalhem para tal. É bem verdade que a natureza pode nos brindar com laringes privilegiadas, mas isso não é a forma-padrão nem impede qualquer sujeito de trabalhar para desenvolver e melhorar em muito seu potencial vocal.

A respiração, tão acusada e discutida, a rigor, para um bom desempenho vocal, necessita de pouca entrada de ar. A língua, igualmente acusada, massacrada pelos cortes indébitos em seu freio, deve manter-se baixa, relaxada e com movimentos discretos, se bem que muito bem treinados. As aulas de canto, principalmente com a escola alemã de canto e sua técnica, fazem muito bem à voz se acompanhadas por professor idôneo; mas, se existem problemas vocais, primeiro é necessário se submeter a uma terapia fonoaudiológica. Sem ela, as aulas de canto em quase nada podem ajudar. Repetimos: primeiro se reabilita a voz e, aí sim, as aulas de canto farão muitíssimo bem. É altamente desaconselhável cantar com uma voz rouca ou que apresente qualquer outro problema. Só uma terapia fonoaudiológica pode liberar essa voz para o canto.

Uma rouquidão é sempre motivo de alerta para o ator, principalmente aquela que não cede após uma semana de instalação. Recomenda-se a procura imediata de um otorrinolaringologista, pois, para a sintomatologia, o leque de possibilidades quando a rouquidão se instala é imensamente amplo, e vai de uma simples irritação momentânea da mucosa laríngea, passando por calos, ulcerações ou hipotonia nas pregas vocais, até doenças de âmbito mais grave, como um câncer laríngeo. Uma rouquidão que se instala, principalmente sem causa aparente, precisa ser investigada com muito rigor, e o mais rápido possível, para evitar qualquer tipo de prejuízo vocal.

Todos podem falar bem, ter uma voz agradável. Isso não é privilégio de ninguém. É necessária apenas uma boa orientação na reabilitação vocal, sob os cuidados de profissionais de fonoaudiologia idôneos e responsáveis. Deixemos, por favor, os mitos vocais populares abandonados e relegados ao esquecimento, pois para nada nos servem mesmo. Eles apenas nos assustam e, muitas vezes, impedem nosso avanço profissional, por causa de nosso absoluto desconhecimento sobre o assunto. Sabemos que muitos atores dirão: "Mas terapia é coisa cara". No entanto, vão a restaurantes todas as noites e têm não se sabe mais quantos gastos supérfluos. Todo profissional, de qualquer área, sabe da obrigação de reservar parte de seus ganhos para investimento profissional, crescendo cada vez mais em sua profissão. Só o ator brasileiro acredita em milagres.

Não podemos nos esquecer dos problemas hormonais sexuais. Dizem-nos Perelló e Salvá Miquel: "A laringe, considerada como órgão fonador, ocupa um lugar proeminente no complexo das características sexuais secundárias"[16].

Ao que parece, todos os hormônios produzidos pelo ser humano atuam diretamente no desenvolvimento da laringe, sendo então responsáveis muito próximos pela classificação das vozes e suas manifestações mais específicas.

Tudo indica que, no período pré-menstrual, costuma aparecer uma disfonia, e ela é muito mais freqüente do que as mulheres podem detectar. São poucas as que se dão conta dessa variação da voz dentro do ciclo menstrual. Há uma semelhança de comportamento entre as mucosas da laringe e da vagina. A alteração sofrida pela mucosa vaginal durante o período pré-menstrual pode levar a uma disfonia, por alteração do comportamento da mucosa laríngea. Segundo as investigações de Perelló, a disfonia pré-menstrual é produzida por um engrossamento da mucosa laríngea, devido à diminuição de estrogênio no sangue. Essa sintomatologia pré-menstrual empana o brilho da voz, tornando inclusive o canto bastante inseguro, principalmente no registro médio. Sobrevindo a menstruação, há um alívio dos sintomas no período compreendido entre 24 e 48 horas após o início do fluxo menstrual, devolvendo-se, assim, à paciente o total domínio da voz.

A atividade sexual exagerada pode levar a um congestionamento laríngeo, e alguns pesquisadores afirmam que a voz sofre alterações passageiras logo após o coito. Recomenda-se ao ator ou cantor que deixe para depois do espetáculo teatral sua performance sexual.

Há ainda estudos que apontam alterações laríngeas durante a gravidez, assim como também se percebem alterações da voz na menopausa (que podem ser minimizadas por um trabalho vocal equilibrado e constante).

Com relação à voz do homossexual, dizem-nos Perelló e Salvá Miquel: "Na mulher, a inversão sexual, pelo menos em sua forma ativa, é acompanhada por uma virilização vocal. Em geral, é um ato voluntário: a mulher quer e busca essa voz. [...] No homem, é clássico observar uma voz agudizada, com muita modulação e freqüentemente acompanhada por um sigmatismo interdental"[17].

As alterações homossexuais, ao que parece, ficam mais por conta da inflexão da voz, procurada e desenvolvida por vontade própria do indivíduo, pois não se encontrou, até hoje, nenhuma variação do tom fundamental na voz dos homossexuais. Alertamos, pois, aos atores nessas condições, que evitem a ingestão de hormônios por conta própria, e não aconselhamos tal procedimento sem controle e rigor clínico.

A voz é quase sempre o reflexo de uma personalidade. Reage favoravelmente a uma boa orientação. A voz do profissional precisa ser bem cuidada, mas sem que isso se torne motivo de preocupação exagerada. O esperado de um ser humano em boas condições de saúde é que ele fale e cante de maneira comum. A forma estética demanda treinamento, mas nada que não possa ser alcançado.

CASO I.

I., atriz de sucesso e nome respeitado no panorama teatral, aceita um trabalho e chega como última componente na equipe.

O papel havia sido previsto para outra atriz, igualmente consagrada, mas que não pôde aceitar o convite. Dentro da equipe, outra atriz, também de grande prestígio, havia experimentado realizar o papel, mas sem a aprovação do diretor.

Com os ensaios em andamento e a menos de um mês da estréia do espetáculo, I. começa os ensaios e desenvolve uma ansiedade muito grande pela exigüidade de tempo para concluir seu trabalho. Ela começa a travar uma luta com a personagem, que tem sentimentos bastante intensos. Os colegas tentam ajudar, dizendo isso e aquilo da personagem e tecendo comentários sobre a interpretação de I. O conjunto de pressões acaba instalando um conflito psicológico atriz–personagem e atriz–atores. São muitas exigências em pouco tempo, oriundas de muitas pessoas. I. começa a desenvolver uma rouquidão, que tende a agravar-se pelo cansaço de muitas horas de ensaio e pela falta de horas de sono.

Para I., fazer terapia corporal e relaxamentos era bastante recomendado, e assim foi feito. No entanto, a análise do quadro em que I. se encontrava (atriz–personagem e atriz–equipe) ajudou muito, principalmente na tentativa de minimizar as tensões, pois o mais importante era manter I. com baixas tensões físicas e psíquicas, diminuindo assim ao máximo a ansiedade.

O caso I. foi muito auxiliado pelo emprego da magnetoterapia[18] e pela divisão do texto na busca de uma respiração adequada para a personagem. Desse caso, ficou-nos muito claro que o conflito psicológico, provocado pela personagem ou pelo grupo de trabalho, pela pressão do tempo e pela ansiedade de acertar, pode levar o ator a perder a integridade da voz e da fala, bem como causar uma rouquidão. Cada ator tem seu tempo próprio de criação, não adianta apressá-lo.

I. estreou a peça muito bem. Sua voz mostrava um pequeno cansaço, mas ainda era perfeitamente agradável aos ouvidos. Após a estréia, ela entrou em período de recuperação vocal, pelo descanso físico e pelo sono, assim como pela terapia fonoaudiológica que, em breve, fez que sua voz readquirisse o brilho que lhe é peculiar – e mais uma vez I. nos brindou com uma interpretação magnífica.

17
IMAGEM VOCAL

Há um momento na vida do ser humano em que ele decide a sua voz. Isso pode estar claro para ele ou não. O mais comum é não ser claro para esse ser humano que ele está decidindo um modelo vocal para sua vida. Essa decisão, nem sempre consciente, traz a voz correta para ele, uma vez que a voz é uma resultante biopsicossocial, e ele, via de regra, escolhe o último item, ou seja, o social, esquecendo-se das duas primeiras opções. Isso tudo não é muito consciente de modo geral, e o que mais se percebe é uma escolha de voz *ídolo circunstancial*, voz *identidade de papel social*, voz *estilo de vida* ou outro tipo qualquer, que pode proceder da família ou do social.

A imitação de um padrão sonoro pelo adolescente é bastante comum, normalmente de efeito passageiro, e não traz grandes preocupações. O problema é quando esse padrão vocal fica permanente, mascarando a verdadeira voz do indivíduo.

Cada organismo biopsicossocial emite um som próprio e de característica única. A alteração desse quadro pode acarretar problemas vocais, muitas vezes bastante sérios.

Para o ator, isso é sinal de alerta, uma vez que temos no Brasil uma história de preparo vocal basicamente voltada para um acúmulo de exercícios, sem a menor seleção ou adequação a cada necessidade vocal; para muitos profissionais de teatro, o importante é realizar muitos, muitos exercícios, sem perguntar se são efetivamente pertinentes.

O abuso dos exercícios normalmente decorre da orientação vocal feita por pessoas não preparadas para o trabalho da voz dos atores. Essas pessoas, por ignorarem os assuntos específicos da fonoaudiologia e exercerem ilegalmente essa profissão, acabam apoiando-se em intermináveis exercícios, no afã de suprirem as inúmeras falhas de conhecimento do assunto. Claro se torna que uma imagem vocal inadequada, envolvida em tal processo, só tende a somatizar-se em problemas vocais, pois fica totalmente sem condições de mutação e crescimento, tal o bombardeio de exercícios que sofre, geralmente sem a menor reflexão ou adequação.

Não é a grande quantidade de exercícios que faz bem ao trabalho vocal do ator, mas os exercícios adequados a cada caso. Essa imprudência já causou prejuízos irrecuperáveis e grandes dissabores à voz de muitos atores.

Durante anos a fio, o indivíduo emite um som; com ele se habitua e nele se reconhece; percebe-se como emissor sonoro, mesmo que essa emissão não seja a revelação de sua verdade sonora ou personalidade sonora.

Alguns problemas vocais só conseguem uma solução a partir do momento em que a verdadeira voz é encontrada. Não se recomenda que o ator faça essa busca sonora sozinho, mas sim assessorado por um fonoaudiólogo experiente. Em muitos casos, o acompanhamento necessita também da colaboração dos serviços do profissional da psicologia, na especialidade que seja mais conveniente ao caso.

A imagem vocal do indivíduo é assunto de segurança íntima que deve ser trabalhado com muita cautela. Temos encontrado alguns casos em que a imagem vocal não está adequada ao momento de vida do indivíduo. Ocorrendo o uso profissional dessa voz, sem preparo ou orientação, percebemos os mais diferenciados distúrbios vocais . O que observamos, dentro dos distúrbios, é a instalação de uma rouquidão que não cede e passa a alterar funcionalmente o aparelho vocal, sem grandes alarmes clínicos, mas resistente à terapia.

A rouquidão que fica muito tempo instalada pode provocar uma imagem vocal inadequada para o paciente, que tende a criar com ela uma dependência psíquica, sentindo-se até muito seguro dentro desse padrão vocal alterado, por mais paradoxal que isso possa parecer. No caso do ator, percebe-se que essa simbiose com a rouquidão, em alguns casos, permite escapismos com relação ao trabalho criativo, ou mesmo com relação ao crescimento profissional ou da própria vida, que começa a girar em torno de uma rouquidão acalentada, alimentada e até mesmo prestigiada, desenvolvendo-se um quadro psíquico bastante preocupante.

Não estamos afirmando aqui que todos os tipos de rouquidão estejam ligados a modelos vocais inadequados. Mas temos observado clinicamente que rouquidões acalentadas durante muito tempo interferem no modelo vocal do indivíduo, tornando a recuperação terapêutica bastante prolongada, pois, uma vez sanado o problema original do distúrbio, o paciente demora muito a aceitar a nova voz, assustando-se todas as vezes que a voz limpa tenta instalar-se. Alguns pacientes declaram ter medo, porque uma voz esquisita, diferente, de vez em quando aparece.

A luta entre o modelo vocal, alterado pela rouquidão, e o novo padrão vocal, recuperado, não é fácil. Embora o paciente já perceba que sua voz está resistente, leva um susto quando a sente vir limpa, clara. Acreditamos que o susto tenha lá suas razões, pois é mesmo algo novo e desconhecido para o paciente, que precisa de tempo para dissolver esse estranhamento e aceitar o novo padrão vocal conquistado. Esse processo requer muita prudência do terapeuta na reorganização do novo padrão vocal, levando o paciente a uma aceitação gradual da nova imagem vocal, provavelmente a mais apropriada para aquele momento de sua vida.

As vozes mudam no decorrer de uma existência. O indivíduo percorre um caminho vocal mutável durante a vida e adapta-se às sucessivas imagens vocais desse percurso de mutações constantes e próprias dos seres em evolução. A voz acompanha a evolução humana, dando notícias do caminho percorrido pelo indivíduo e mostrando sonoramente em que ponto ele se encontra no momento. Acreditamos que, em dias do porvir, o clínico geral, antes de elaborar o diagnóstico, dará extrema importância aos sons da fala emitidos por seu paciente. A voz e a fala de um indivíduo relatam muito de sua saúde em geral, sendo indicativas de problemas orgânicos, psicológicos e funcionais.

Caso M. e R.

M., uma atriz bastante interessante, defendia o primeiro papel de uma peça teatral; porém, pouco cuidadosa com a voz, apresentava constante rouquidão. Notamos nela uma resistência ao trabalho vocal desenvolvido por nós com o grupo teatral. Esse contínuo estado de rouquidão causava grande insegurança ao grupo, preocupando todos os componentes da equipe.

M. mantinha uma postura ascética, fugindo a qualquer tentativa nossa de encaminhá-la a uma terapia individual. Sempre com muitas desculpas e justificativas, o fato é que mantinha toda uma equipe atenta, pois nunca se sabia quando M. poderia parar um espetáculo por absoluta falta de voz. No dia em que se realizavam duas apresentações teatrais, a tensão dentro do elenco era efetivamente grande. M. congregava todas as expectativas e também uma grande dose de irritação geral.

R., atriz igualmente interessante, defendia o segundo papel da referida peça teatral e não apresentava nenhum problema vocal; era, dentro do grupo, uma das vozes que pouco nos preocupavam.

Um dia, M. pediu substituição do papel que defendia na peça, e o diretor do espetáculo resolveu passar R. para o papel de M. Os ensaios para a substituição começaram a realizar-se durante a tarde, seguindo-se o espetáculo à noite. Com o início dos ensaios, começou também uma história bastante interessante para R., e extremamente preocupante e desafiadora para nós.

R. começou a dar mostras de pequenos problemas vocais, inicialmente sem grande importância e atribuídos ao cansaço acumulado pelos ensaios à tarde e pela realização do espetáculo à noite. O problema vocal, no entanto, começou a caracterizar-se por leve rouquidão eventual, que terminou por instalar-se de maneira definitiva e muito resistente aos nossos cuidados profissionais. Após a estréia, o quadro de R. agravou-se sensivelmente, sem que encontrássemos motivos justos para tal piora. O elenco passou novamente a viver em função de uma rouquidão, agora instalada em R. Mesmo após muitas e muitas terapias individuais, a voz de R. não mostrava nenhum sinal de recuperação efetiva, mantendo-se num quadro oscilante: ora melhorava, ora piorava. Submetida a um exame laringoscópico, R. apresentou o seguinte quadro: "Cordas vocais levemente edemaciadas e com hiato. Corda vocal esquerda hipotônica, parecendo haver hipercinesia com hipotonia após alguns segundos de fonação, como se não conseguisse manter as cordas vocais em tensão durante a fonação".

A situação de R. dentro do grupo começou a ficar insustentável. Efetivamente, estava em nossas mãos um caso bastante estranho, pois mesmo a terapia recomendada para tal quadro mostrava-se ineficiente. A rouquidão persistia e, o que é pior, agravava-se cada vez mais. R. mantinha-se fiel aos exercícios, ao repouso físico e vocal, falando praticamente só o texto da peça – e nem assim o quadro regredia.

A idéia de um modelo vocal inadequado começou a nos perseguir; embora parecendo-nos quase um absurdo, tudo levava a crer que R. substituíra M., inclusive no modelo vocal inadequado de M. Sim, era uma idéia muito estranha, mas a única viável no momento, e para ela dirigimos nossas pesquisas.

Resolvemos começar por conscientizar R. dessa possibilidade. Levantamos juntas todo seu passado vocal. Discutimos essa hipótese com o diretor e o grupo, e todos juntos procuramos lembrar em quais momentos a voz de R. apresentava, durante o espetáculo, as maiores falhas. "Coincidentemente", as falhas vocais mais graves de R. ocorriam nos mesmos momentos apresentados por M., só que muito mais agravadas.

A terapia ministrada a R. tomou outro rumo. Nada de exercícios. Era mais urgente resolver os problemas entre personagem e atriz, e da atriz com a substituição. A terapia corporal passou a assumir um plano maior na busca de um relaxamento psicocorporal. A voz arroucada de R. estacionou durante algum tempo. Não piorava, mas também não melhorava. Isso nos deixou em estado de atenção, mas, corajosamente, demos continuidade à terapia prevista, reorganizando a divisão do texto e a quantidade de ar usada para cada período. Mais de um mês se passou até que notássemos sutis melhoras vocais. R. começou a controlar muito mais a voz durante o espetáculo. E mais: à tarde, conseguia realizar com o grupo os ensaios do próximo espetáculo.

Um fato, no entanto, ajudou-nos muito para que essa segurança aparecesse: uma divisão de texto muito bem planejada, em que não faltava combustível aéreo a cada palavra.

A rouquidão foi cedendo e deixando R. cada vez mais segura com relação a seu trabalho vocal, além de deixar toda a equipe em paz.

18

AQUECIMENTO VOCAL PRÉ-CÊNICO

Para o aquecimento vocal pré-cênico, costumamos aconselhar algo suave e relaxante. Recomendamos usar a emissão das vogais de maneira muito especial e, para tal, precisamos considerar alguns pontos. Vamos nos basear no entendimento de que o som é energia – energia sonora – e considerar também que essa energia pode ser amplificada quando dirigida para alguns pontos específicos de nosso corpo. Lembremos ainda que as mãos são responsáveis por uma das saídas de energia do organismo. Assim, quando unimos as mãos, que correspondem aos pólos positivo e negativo da energia que circula em nosso corpo – sem nenhuma conotação de bom e não-bom –, podemos fechar um circuito energético. É exatamente com esse circuito energético fechado em alguns pontos específicos de nosso organismo que vamos emitir as vogais, baseados na premissa de que cada vogal encontra em nosso corpo um determinado ponto em que seu som melhor se amplifica.

Comecemos pelo som da vogal /u/. Vamos colocar as mãos levemente unidas, dedos com dedos, no centro da testa, como mostra o desenho a seguir.

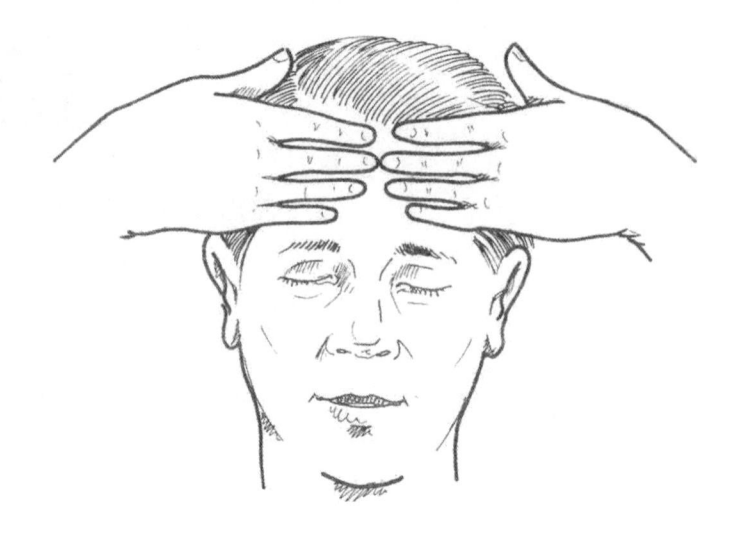

Mantendo uma respiração suave e os olhos fechados, comecemos a emitir o som /u/. Não é necessário gritar, apenas manter o som dentro do tom médio, realizando a emissão de maneira agradável, pelo tempo que nos pareça necessário. Seria conveniente que o ator repetisse a emissão da vogal /u/, ainda com os olhos cerrados, mas sem as mãos sobre o centro da testa durante algum tempo, voltando em seguida a colocar as mãos unidas no centro da testa. Podemos, então, verificar que o som emitido apresenta algumas características, a saber:

a) aumento do potencial sonoro emitido;
b) clareza na emissão do som;
c) ataque vocal suave;
d) firmeza na continuidade da emissão do som, favorecendo a propagação contínua e homogênea da onda sonora;
e) relaxamento físico e mental.

Continuando o exercício com as vogais, vamos emitir agora a vogal /e/. As mãos ficarão unidas na garganta, mais precisamente na altura da cartilagem tireóide, ou do popular "gogó". Recomendamos ao ator a repetição do processo já descrito na emissão da vogal /u/ e que deve acompanhar todas as outras vogais.

Passemos então à vogal /o/, e realizaremos esse exercício com as mãos unidas sobre o osso esterno. A vogal /i/ será estimulada na região do estômago, onde uniremos as mãos. Já a vogal /a/ localiza-se na região pélvica, e vamos unir as mãos na região sacral.

Ao que tudo indica, os centros de força sonora das vogais coincidem com os centros de força chamados "chacras". A localização física da vogal /u/ coincide com o chacra frontal; já a vogal /e/ localiza-se no chacra laríngeo; a vogal /o/ coincide com o chacra cardíaco; a vogal /i/ localiza-se na região do chacra esplênico; e a vogal /a/ coincide com a região do básico, ou da energia cundalínica.

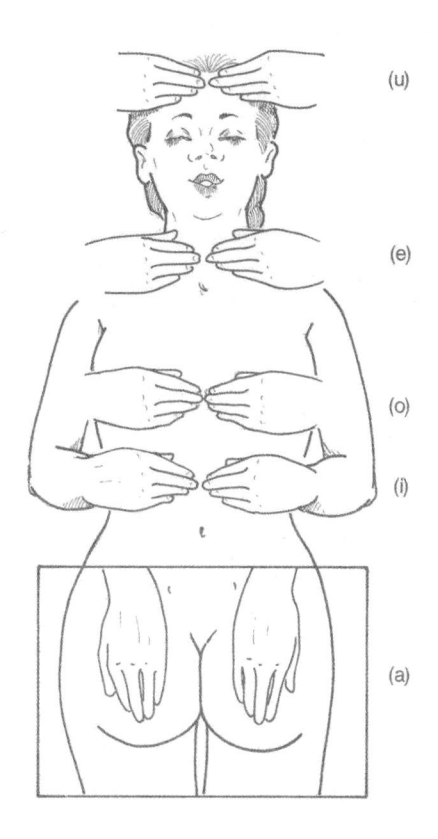

Temos percebido que os centros de força, ativados pelas vogais correspondentes, podem ajudar na energização emocional pré-cênica da personagem, bem como nas diversificadas entradas cênicas posteriores. Ou seja, o centro da vogal /u/ será usado para momentos de emoção sublimada, de grande atividade do intelecto, do racional e do amor. No centro da vogal /e/, encontramos a facilidade da palavra, que favorece as personagens prolixas, verborrágicas. Já o centro da vogal /o/ favorece as paixões humanas em seu grande leque, indo das simples simpatias às paixões intempestivas, às antipatias e aos ódios ferrenhos, passando pelo vulcão do ciúme, pelas gélidas invejas etc. O centro da vogal /i/ está cheio de receio, medo, timidez e temor, contrastando com a vogal /a/, que, com seu efervescente centro de criação, é o centro da sensualidade e da sexualidade. A energia pélvica é de grande força criadora, caracterizando-se por sua duração efêmera, o que nos permite recomendar cautela em seu uso e, principalmente, em seu abuso.

No início do treinamento com as vogais e seus centros energéticos, há a necessidade do toque físico das mãos nas regiões correspondentes; mas, com o passar do tempo, o uso constante desses pontos os faz sensíveis, e um simples pensamento dirigido a essas regiões é suficiente para aquecê-las, da mesma maneira que acontece durante a emissão das vogais com o toque das mãos nos pontos indicados. Esse aquecimento é comum nesse tipo de exercício, principalmente se for feito com calma e concentração.

Se o elenco desejar, pode realizar esse modo de aquecimento coletivamente, reunindo-se em círculo; cada participante coloca a mão direita na região a ser trabalhada do companheiro à sua direita e a mão esquerda na região a ser trabalhada do companheiro à esquerda. A união das mãos será feita pelos companheiros da direita e da esquerda de cada participante.

Recomenda-se a seguinte seqüência: /u/, /e/, /o/, /i/, /a/. O resultado desse exercício coletivo costuma ser muito bom, não só no tocante ao aquecimento vocal e à energização, mas sobretudo no que se refere a um aumento significativo da concentração pré-cênica de todo o elenco. Como o exercício sonoro não precisa ser alto, pode ser feito pouco antes do início do espetáculo.

PARTE III
PALAVRA

1
VALOR DA PALAVRA

"No princípio era o verbo e o verbo se fez homem."[19]

Para o ator, a palavra é o início da criação. Das letras que recebe como texto, ele cria a vida do ser humano. Isso não é fácil, não é para qualquer pessoa. O artista consegue a maravilha de "co-criar" com Deus um ser, um humano, tirando-o da letra do texto para a vida sobre a Terra.

Do verbo, o ator espreme a vida. As palavras do texto são sua matéria-prima e com elas ele edifica sua obra. O ator precisa conhecer a palavra em sua total intimidade, sem o menor segredo, sem pudor, sem nenhuma dúvida.

O estudo da palavra para o ator é fundamental. Ele usa a palavra como instrumento de trabalho e, mais do que qualquer profissional, necessita conhecer muito bem o uso da palavra na língua em que se expressa. E mais: precisa usá-la no dia-a-dia, pois só se torna natural e fluente o que é muito praticado, aquilo que se torna uma segunda natureza do indivíduo-ator.

Não é fácil convencer um ator jovem de que a palavra usual do dia-a-dia não serve para uso cênico e que ela é altamente contra-indicada para seu trabalho. Os atores principiantes (e muitos profissionais) querem porque querem levar a palavra do linguajar da mesa de bar ou da praia para o palco. E isso nem sempre funciona. Não é verdade que um "tá" substitua o "está". O que falta ao ator é a arte de lidar com a palavra de maneira tão íntima, tão fluente, que ao dizer "está" comunique ao público a displicência do "tá". Esse "descompromisso" com as palavras, essa liberdade cênica da fala, só acontece após um longo caminho de estudo e trabalho dedicado. Não conheço um ator principiante, com louvor a raras exceções, e principalmente um mau ator que não "ajeitem" as palavras do texto à sua defasagem cultural, dizendo que os tempos são outros e que falar como está no texto é muito "careta" e coisa e tal, ridicularizando, assim, toda e qualquer criatura que pretenda exercer o uso legítimo das leis que regem nossa linguagem. Na verdade, esses atores não sabem usar outra linguagem, são pobres de palavras, sem entender a arte; querem proteger a própria preguiça e a total ignorância do assunto com frases feitas, formadas por palavras pobres que apenas desnudam sua incapacidade para exercer a digna profissão de ator.

O estudo da língua pátria, em tempos um pouco mais coerentes, era rigorosamente exigido ao indivíduo que pretendesse se aventurar pela palavra estética. Hoje, o estudo da língua pátria, da palavra como veículo de comunicação e poder social, é algo pouco cogitado nas escolas de formação de atores; por outro lado, os grandes executivos, os que pretendem o poder, dedicam tempo especial ao estudo da língua, da palavra e da voz. Só os atores pouco comprometidos com a profissão nos brindam, do palco, com vozes roucas, palavras mutiladas e com o requinte de certas discordâncias verbais insuportáveis.

A fala do ator é um estudo à parte e, no Brasil, também já teve uma manifestação significativa: o Primeiro Congresso Brasileiro de Língua Falada no Teatro, realizado de 5 a 12 de setembro de 1956, na cidade de Salvador. Nos Anais do Congresso, encontramos um capítulo sobre "Normas para a língua falada no teatro", que assim se constitui:

> Considerando que, na expressão teatral de âmbito universalista, devem ser resguardadas, nas realizações fônicas, as variantes afe-

tivas e as variantes individuais – desde que umas e outras não sejam atentatórias destas normas;
Considerando ainda que, na interpretação de personagens de nítida cor local, devem os atores pronunciar com a devida adequação regional e social;
Considerando, por fim, que a caracterização da pronúncia normal de cada vocábulo ficará na dependência da elaboração de um vocabulário ortoépico da língua portuguesa segundo a pronúncia normal brasileira;
O Primeiro Congresso Brasileiro de Língua Falada no Teatro recomenda as normas seguintes para a língua falada no teatro culto, ou erudito, ou de âmbito universalista, no Brasil [...].[20]

Segue-se, então, um estudo sobre as vogais, os ditongos, os hiatos, as consoantes, as seqüências consonantais nos vocábulos e a contigüidade de consoante final de vocábulo com fonema inicial de vocábulo.

Esse movimento de estudar a palavra estética, ao que parece, ficou restrito ao Congresso citado.

Essas normas ainda vigoram, apesar do desgaste que já apresentam pelo tempo que passou e da necessidade de revisão, mas ainda são um dos poucos documentos que regem a fala cênica em nível nacional e, portanto, devem ser conhecidas pelo terapeuta que se dedica à Estética da Voz e da Fala.[21]

A citação fala aos fonoaudiólogos, mas a preocupação, inegavelmente, é igual para os atores e os oradores, que devem pensar com mais seriedade na maneira como dizem as palavras e manter-se bem mais atentos ao estudo dessas normas.

A voz e a palavra, bem combinadas com a respiração, levam à emoção. Esses elementos necessitam de um domínio técnico total, para que o ator possa trabalhar com segurança. Não podemos esquecer que, em primeiro lugar, o ator fala e, para tanto, precisa de uma voz potente, bem trabalhada, de uma palavra precisa, clara e limpa para poder comunicar-se com o público e, naturalmente, precisa do combustível necessário para promover a fala, que é a respiração, sem a qual a voz e a palavra sonora não conseguem qualquer expressão.

2

O OUVIR

Para o ator, o fato ativo de ouvir o que se diz em cena é de suma importância. Podemos dividir o ouvir cênico em dois momentos: a) o ouvir ator–ator e b) o ouvir público–ator. O ouvir ator–ator é responsável pelo bom andamento da peça encenada como um todo. O ator que ouve durante todas as cenas da peça apresenta mais ritmo, mais sinceridade nos diálogos; suas reações e intenções são mais precisas; sua concentração acontece de maneira mais adequada pelo acompanhamento lógico do desenrolar da cena. Podemos enumerar um sem-número de detalhes que só enriquecem o ato interpretativo quando o ator efetivamente ouve a cena dentro da lógica do autor.

Já o ator que não ouve o texto como um todo e fica esperando o momento de ouvir sua "deixa" para então falar é aquele que se pode qualificar como um "ator catastrófico", pois nunca se sabe o que pode acontecer com ele durante o ato cênico. É acionado por uma única palavra, que pode não ser dita, por qualquer motivo, desequilibrando-o e a toda a equipe. Para esse tipo de ator, torna-se primordial a recomendação de aprender a ouvir o texto com atenção, todas as vezes que ele for enunciado, como se fosse dito, naquele instante, pela primeira vez.

O ouvir público–ator depende de um aprimoramento técnico da voz e da fala para que a comunicação oral chegue à perfeição. Se o público não ouve e não entende o que o ator fala, este passa a ser um jogador impedido e, até mesmo, dispensável no jogo teatral.

O ato de ouvir implica envolvimentos bastante complexos, não só um acontecimento da física acústica, mas também o bom funcionamento da máquina corporal.

Quando o som é produzido, a atmosfera é perturbada por ondas sonoras (compressões e rarefações do ar criadas por um objeto vibrátil) que se irradiam a partir da fonte. As ondas sonoras produzem vibrações no tímpano (membrana timpânica) na mesma freqüência da fonte criadora do som. As vibrações sonoras são levadas da membrana timpânica para a orelha interna, a fim de serem transformadas em impulsos nervosos[22].

Até o entendimento da mensagem sonora, esses impulsos nervosos passarão por um processo. Segundo Perelló e Serra:

> A sensação sonora é codificada no nível da cóclea e decodificada no nível do córtex. A compreensão, ou melhor, a relação das imagens das palavras com o pensamento correspondente produz-se sem a menor dúvida no córtex cerebral. O que ainda não foi provado é o lugar onde se criam essas imagens das palavras.[23]

Essas imagens é que serão trabalhadas pela visualização da palavra.

Fundamentalmente importante é que há um ritmo, uma musicalidade e um tempo no ato de ouvir, e, quando ferimos um desses componentes, nossa comunicação começa a ficar em perigo.

A palavra não deve ser tão lenta e "mas-ti-ga-da" que leve o espectador à irritação ou ao sono nem "tãorápidaque" impeça a compreensão do que está sendo dito. Estamos falando de prosódia. Cada idioma, dialeto ou regionalismo tem em seu bojo uma musicalidade específica muito própria, que deve ser respeitada, para que o espectador possa manter-se uno com o que acontece sonoramente no palco, em um entendimento contínuo e progressivo. Quando essa cumplicidade sonora entre palco e platéia é rompida, a comunicação também o é, e esse espectador começa a perder, perigosamente, o interesse pelo que está sendo dito.

O som e a voz mantêm entre si atributos como altura, intensidade e timbre, que precisam ser analisados com cuidado. A altura do som emitido vai depender da freqüência da onda sonora que proporciona; assim ocorre com os sons graves, de freqüência mais baixa, e os sons agudos, que se caracterizam por uma freqüência elevada. O equilíbrio entre graves e agudos precisa ser trabalhado dentro de uma tessitura vocal adequada.

A intensidade vocal manifesta-se pela pressão exercida pela coluna de ar na traquéia e também pela resistência que encontra por parte das pregas vocais, durante o ato da fala. No dia-a-dia, reconhecemos a intensidade do som por forte e fraco, sendo que o som forte está ligado à força física, ao ato de fazer força para falar, o que é uma das causas que podem desencadear problemas vocais. A força física na fala deve ser evitada. Voz e força são incompatíveis.

Podemos dizer que timbre é a qualidade do som que nos permite saber sua origem, ou seja, características muito específicas nos permitem distinguir entre uma voz e outra, como: uma voz nasal, outra aguda, ou áspera, ou chorosa, ou desagradável etc.

É recomendado que o ator aprenda a ouvir todos os tipos de voz com o intuito de estudar cada tipo sonoro com que tem oportunidade de conviver; além disso, aprender a ouvir pode ser um bom estudo e uma boa oportunidade para corrigir seus próprios problemas sonoros, não só os vícios da própria fala, mas também os sotaques muito fortes. Ouvir-se e ouvir os outros é um exercício de grande validade para o trabalho do ator.

E, por falar em sotaques, cada região tem mesmo uma maneira especial de falar e disso ninguém deve se envergonhar, mas procurem manter-se dentro de suas características específicas e muito encantadoras, resultantes de uma história regional bem vivida. Cada região tem um "cantar" identificador, que, na medida do possível, deve ser mantido ou amenizado se assim for exigido pelo empregador. Infelizmente, os grandes veículos de massa repudiam toda manifestação regional sonora. É como se o Brasil sonoro pudesse ser reduzido a um misto de paulistanos e cariocas, sendo impossível qualquer outro cantar. Em virtude de tal poder, alertamos aos atores de "todos esses Brasis" que sigam a orientação-padrão sonora das poderosas empresas de comunicação, ou não terão a menor oportunidade de um lugar ao sol. Fique bem claro, porém, que não concordamos com essa violência cultural. Os cantos do Brasil são muitos e extramente belos, pena que sejam tão violentamente amordaçados e oprimidos pelas grandes indústrias da comunicação.

3
PARTITURA DO ATOR

Chamamos "partitura do ator" a todo o trabalho de notação e anotação feito pelo ator no texto em que está trabalhando, para criar uma personagem. Vamos então estabelecer alguns princípios básicos, para que possamos nos entender.

O texto recebido pelo ator vem em um canal de comunicação de linguagem escrita, ou seja, na chamada "Galáxia de Gutenberg", obedecendo a todos os requisitos que tal veículo de comunicação exige, pois é feito predominantemente para os olhos. Mesmo que se saiba que o autor da obra teatral se desdobrou na busca da linguagem oral, o fato é que o texto vem impresso, com a marca de Gutenberg e obedecendo a todo o código da linguagem escrita, com todas as vírgulas, pontos etc.

Antes de dizer um texto, o ator deve adaptá-lo para o canal de comunicação da linguagem oral, uma vez que a fala tem seus próprios requisitos no ato da comunicação.

Quando falamos, damos vazão ao pensamento, que tem em si uma urgência em completar-se como idéia emitida vocalmente. Nessa necessidade, passam a vigorar outras normas na comunicação, nas quais nem sempre as vírgulas e os pontos coincidem, sendo, portanto, pouco respeitados. O que assume real importância no ato de falar é a respiração, pois precisamos do combustível, do ar, para movimentar a máquina do falar na produção de nosso discurso sonoro. Para falar, é necessário respirar. O ato respiratório passa, então, a ter uma função primordial na arte de falar: o pauseamento.

A divisão do texto necessita de outros sinais, que não se confundam com os da linguagem escrita. Para essa divisão, usamos os seguintes sinais:

$$V \quad | \quad || \quad |||$$

O sinal V é o mais usado. É por meio dele que podemos realizar pequenas tomadas de ar, sugadas mínimas para abastecer de combustível a seqüência do discurso oral enquanto não se conclui a idéia que está sendo exposta. A rigor, são pequenas "roubadas" de ar, feitas geralmente antes de vogais iniciais ou a qualquer momento que se faça necessário para dar andamento à urgência do pensamento, e que nos permitam chegar ao final da idéia em exposição sem que haja falta de combustível. Vejamos um rápido exemplo:

"*Dadá* – Pois é... V Mas antes querido Gonçalo V quero te participar que nossos correligionários V terão que ser agraciados V pelos excelentes trabalhos que vêm prestando V ao nosso partido. | "[24]

O sinal | indica que existe um pequeno momento para buscar o ar, uma pequena pausa em que houve um fechamento parcial de um pensamento, mas há uma retomada imediata para complementação deste.

Quando encontramos o sinal | |, isso indica que o pensamento efetivamente chegou ao fim; a pausa para a tomada de ar é bem maior, e com ela podemos observar uma simples conclusão da idéia explanada ou talvez o início de uma nova unidade de pensamento, mas é um sinal que indica sempre um tempo maior para a respiração. A partir das duas barras, podemos entender um pauseamento mais próximo ao psicológico.

Já o sinal | | | indica uma pausa bem mais ampla, geralmente coincidindo com sentimentos fortes e de grande tensão.

Resumindo, podemos dizer que: a pausa /V/ é própria para o texto corrido. Eu tenho a urgência de dizer algo e digo sem o menor pudor, abastecendo-me em "andante". A pausa / | / já exige um pensamento mais lógico. A pausa / | | / inicia um sentimento de tensão: sei o que deve ser dito, mas digo com cautela. A pausa / | | | / é mais própria para situações de grande perigo: eu sei o que devo dizer, e sei também a confusão que pode causar. Nessas duas últimas pausas a respiração e o olhar estão em guarda.

O treinamento respiratório do ator é de suma importância, pois só uma "máquina" bem treinada pode oferecer condições adequadas às necessidades da personagem.

A divisão do texto deve ser pessoal, obedecendo às necessidades respiratórias específicas de cada personagem. O ator jamais pode aceitar que alguém faça a divisão de seu texto, mesmo que seja seu diretor. As condições respiratórias são muito pessoais e intransferíveis.

Recomenda-se que o ator realize a demarcação de períodos respiratórios a lápis, pois o ato respiratório é importante na busca das emoções, das intenções e das demais necessidades relativas à interpretação do texto, e tudo isso pode sofrer modificações durante os ensaios. Muitas vezes, uma simples marcação pode mudar a divisão do texto.

O que não se recomenda de maneira alguma é a obediência total e absoluta aos sinais de pontuação da língua escrita no momento de dizer o texto, pois correremos o risco de *ler* em voz alta um período que deve ser *falado*. A busca da fala espontânea não pode se ater a pontos e vírgulas, mas sim à respiração.

Stanislavski, descrevendo a partitura de um papel, finaliza dizendo: "A partitura, automaticamente, impele o ator para a ação física"[25]. Embora o autor fale em objetivos e ação interior, podemos assegurar que emoção e respiração caminham de mãos dadas.

4
ARTICULAÇÃO DA PALAVRA

Quando se fala em articulação das palavras dentro do teatro, ainda se pensa em lápis entre os dentes, ou em rolha, ou ainda em repetir inúmeras vezes os trava-línguas mais divulgados como "O-ra-to-ro-eu-a-rou-pa-do-rei-de-Ro-ma...", ou, quem sabe, os "mini, mini, mini", ou mesmo os "muá, muá, muá", ou qualquer outro exercício cheio de tradição entre os atores, sempre tão ávidos de soluções mágicas. No entanto, *articular* é algo bem mais complexo do que se pensa. Uma fala bem articulada só pode ser resultante de um organismo que se articula muito bem como um todo.

Quando o pensamento do ator não alcança uma fluência, uma perfeita articulação entre as idéias, mesmo as mais íntimas, é bem provável que esse ator apresente problemas na maneira de articular as palavras – não apenas as que servem ao seu dia-a-dia, mas também as palavras do texto cênico que está representando. Se detectamos, em um ator, articulações ósseas sem grande mobilidade, amarradas por tensões musculares muito acentuadas ou se, ainda, ele articula mal sua vida social, é muito provável que sua palavra mostre essas dificuldades em articular-se, quer física, quer psicossocialmente. Logo, melhorar a articulação da fala cênica do ator não é algo tão simples que um exercício de repetição ou imitação possa resolver.

Todo distúrbio no som ou na fala de um ator deve ser pesquisado com base no próprio indivíduo, pois só ele tem a resposta para seu problema. Cada caso de voz ou fala é sempre muito particular, único nas características e peculiaridades que o envolvem; conduzir um sujeito na procura da libertação de sua problemática vocal requer, no mínimo, um profissional muito bem aparelhado e chamado fonoaudiólogo.

Toda e qualquer pessoa que tente resolver um problema vocal e não possua um diploma de fonoaudiologia estará fazendo uso ilegal da profissão. Isso é muito sério, não só no que compete à parte legal, mas principalmente ao grande número de vozes prejudicadas pelos inúmeros "professores de voz" que rondam os grupos de teatro, realizando verdadeiras catástrofes na voz de muitos atores. Muitas dessas catástrofes têm chegado depois às nossas mãos, e algumas, lamentavelmente, sem a menor possibilidade de recuperação, tal o nível da agressão realizada no aparelho fonador.

Recomendamos aos atores que pensem melhor, com mais profundidade, no que quer dizer articular melhor as palavras.

Um exercício, já conhecido, usado para desencadear o reflexo respiratório, faz-se recomendado. Sentado confortavelmente, mantendo posição anatômica e com os olhos fechados, leve os dedos das mãos, unidos, até a articulação temporomandibular, tocando-a sutilmente. Após alguns instantes, a mandíbula começa a dar sinais de leve movimento para baixo, ocasionando um relaxamento por toda essa área. Em mais ou menos três minutos, acontece o seguinte: no primeiro minuto, a língua relaxa no chão da boca; no segundo minuto, a articulação temporomandibular relaxa; no terceiro minuto, o reflexo respiratório pode manifestar-se, e isso só fará bem.

Logo após o ator ter planejado sua partitura de texto, realizado as divisões respiratórias e estabelecido a curva entonacional da frase, recomenda-se que ele estude cada período usando /u/ antes de cada vogal. Exemplo:
"O dia está lindo hoje ᵛ vamos à praia Ⅰ ?"

"Uo duiua uestuá luinduo huojue ᵛ vuamuos uà pruauiua | ?"

Aconselha-se ao ator evitar soletrar com o /u/, respeitando ao máximo a curva entonacional de cada período. Para isso, deve treinar bastante o trabalho com o /u/ antes de cada vogal, para poder realizar com perfeição a dinâmica interna de cada período a ser dito.

Todo esse processo repetido com o /u/ antes de cada vogal ajuda muito a limpar o texto, permitindo grande fluidez na dinâmica das falas.

5

VISUALIZAÇÃO DA PALAVRA[26]

O ator fala – e o material mais precioso de seu trabalho é a palavra. Para o profissional da fala, o cuidado no desenvolvimento das habilidades de produzir e "manusear" a palavra é vital. É um jogo difícil o das palavras, que não se atém apenas ao seu significado isolado ou em conjunto, mas sim à maneira como são emitidas e à energia que liberam. A palavra é como algo material, palpável, que encerra uma força muito grande. Nós todos sabemos o quanto uma palavra pode fazer bem ou mal.

O que acontece, então, para que essa coluna de ar, que é sonorizada pelas pregas vocais e modelada pela máscara, tenha tal poder? Evidentemente, um detalhe muito importante ocorre: antes de ser emitida, a palavra passa pelo cérebro e pode então desencadear toda uma corrente – uma energia – de emoção, que, para o ator, é matéria fundamental, uma verdadeira fonte de estudo, de experiência e – naturalmente – de uso prudente. E. Kusnet fala de nossa imaginação como fonte da palavra: "Antes de começar a falar, nós imaginamos o que vamos dizer, só depois transformamos essas imagens em palavras"[27].

A visualização promove uma harmonia entre o que é simbolizado e o que é dito (nível simbólico), assim como entre o que é percebido e entendido, mas não é dito (nível sensoriomotor).

Isso nos leva a pensar nas palavras de Kusnet, quando se refere à ação de falar. Diz ele: " [...] é necessário que o ator, para agir por meio das falas, tenha, antes disso, elementos aos quais possa reagir falando, isto é, imagens das falas dos outros. Só assim a ação de falar em teatro será realmente humana"[28].

A onda sonora, ao atingir o aparelho auditivo, passa por algumas *transduções* (*transduzir* é o ato de transformar uma forma de energia em outra). A onda sonora, então, chega ao aparelho auditivo como energia mecânica, transforma-se em energia elétrica e é enviada ao cérebro como energia nervosa; então, é encaminhada aos setores responsáveis por sua decodificação. Segundo Slobin, "o hemisfério esquerdo parece estar 'predestinado' aos sons da fala, já preparado para analisar sons em forma lingüística"[29].

Nesse ponto é que a matéria mental (chamamos matéria mental ao produto final de todas as operações cerebrais; produto energético, denso, quase material, pronto para a ação imediata), um instrumento sutil ligado à nossa vontade, transforma essa energia em imagens, as quais necessitam ser bastante fortes para fazer aflorar a reação adequada e desejada pelo ator. Para isso, recomenda-se ao ator escolher com muito cuidado essas imagens, detalhando-as ao máximo, dando-lhes cores muito especiais e muito bem escolhidas. A rigor, poderíamos dizer que cada imagem possui não só cor, mas musicalidade, cheiro e tudo que possa individualizá-la e torná-la o mais rica e real possível.

O ator deve ter em mente que da riqueza de sua criatividade com as imagens das palavras depende o combustível que alimentará as imagens do público, o que, convenhamos, é muito importante. É bom lembrar, também, que o processo de avaliar visualmente o material sonoro que vem da personagem com quem contracenamos impede as reações mecânicas e a automatização dos gestos e da fala. Essa reação mecânica acontece aos atores despreocupados, que não ouvem–vêem, mas apenas, e tão-somente, esperam a deixa ou a hora de bater o ponto. O ator que trabalha está muito ativo em cena, e uma de suas preocupações constantes é a de ouvir a fala da personagem com quem contracena, obedecendo aos objetivos de sua personagem.

A busca do som da fala de cada personagem é algo constante para o ator. Digamos que ele "veste" sonoramente a personagem, elabora seu "figurino sonoro" como algo palpável e material que pertence a cada personagem, e tão-somente a ela, bem particular e íntimo. A sonoridade com que o ator tece a "vestimenta" da personagem é, para o ouvinte – o espectador –, uma imagem muito rica, bastante tangível, que cabe ao ator explorar da melhor maneira possível. Robert Lewis diz assim: "Se você souber apreciar o que os sons das palavras podem transmitir é possível que isso também sirva para inspiração interior"[30].

O conhecimento da natureza dos sons, o que podemos fazer com o som das palavras, sua beleza, graça ou mesmo feiúra, é motivo de meticulosa atenção por parte do ator que conhece o poder da palavra.

Em geral, a vida de uma personagem começa com sua primeira palavra, e podemos marcar seu final pela última palavra de seu discurso. É exatamente desse espaço, entre o início e o fim da peça, que retiramos o material precioso para nossa análise; onde importa não só o que a personagem diz, mas também o que as outras personagens dizem dela: ou seja, pelo *hoje* do texto, podemos reconstruir o *ontem* da personagem e até prever seu *amanhã* com certa segurança. Assim sendo, a visualidade não "fala" apenas do que está escrito, ou melhor, do que a personagem diz, mas a visualização abrange muito mais. Abre-se aqui um leque infinito de possibilidades, as mais ricas, para o estudo e a apresentação de uma personagem.

No *Dictionnaire de linguistique*, citado por Girard e Ovellet, encontramos o seguinte:

> O tom diz respeito às "variações de altura no interior de uma palavra que permitem opor duas palavras de sentido diferente mas cujos significantes são, por outro lado, idênticos"; a entoação traduz-se pelas "variações de altura do som proveniente da laringe que incidem não sobre um fonema ou uma sílaba, mas sobre uma seqüência mais longa (palavra, seqüência de palavras) e que formam a curva melódica da frase".[31]

Podemos desenvolver a habilidade de "brincar" com as variações de altura das palavras, tanto em seu interior como na união de duas ou mais palavras, com resultados excelentes, de uma riqueza harmônica fabulosa, emprestando às nossas palavras, além da visualização, um equilíbrio sonoro, musical. Em *A construção da personagem*, Stanislavski fala com muita propriedade sobre o desenho visual do som:

— A natureza arranjou as coisas de tal modo que, quando estamos em comunicação verbal com os outros, primeiro vemos a palavra na retina da visão mental e depois falamos daquilo que assim vimos. Se estamos ouvindo a outros, primeiro recolhemos pelo ouvido o que nos estão dizendo e depois formamos a imagem mental daquilo que escutamos.
— Ouvir é ver aquilo de que se fala: falar é desenhar imagens visuais.
— Para o ator uma palavra não é apenas um som, é uma evocação de imagens. Portanto, quando estiver em intercâmbio verbal em cena, fale menos para o ouvido do que para a vista. [32]

Internamente, o ator constrói as imagens adequadas à situação da personagem, buscando e selecionando aquelas que mais possam fornecer material emotivo para abastecer, com folga, o consumo energético de cada fala.

É prudente não cometer erros de lógica nessa seleção, pois uma imagem inadequada provoca um erro em todo o conjunto, alterando o tom, o gestual, o tipo de emoção etc, chegando ao público em confusão, deixando-o também muito confuso, uma vez que seus ouvidos percebem um som que não é coerente com o todo apresentado. É bom lembrar que o público recebe nossas imagens como se fossem um "filminho" que ele completa e amplia, segundo sua criatividade. Quando recebe imagens inadequadas, o público luta contra esse erro de lógica, desconcentra-se, perde o fio da meada e começa a mexer-se na cadeira. O ator que não envia imagens deixa o trabalho todo para o público, que logo se cansa de "brincar" sozinho e se desinteressa do jogo. Stanislavski fala da seguinte maneira sobre as imagens: "As imagens interiores é que servem de atração para os nossos sentimentos ao lidarmos com as palavras e a fala"[33].

A atividade interior, bem trabalhada pelas imagens, amplia o teor emocional de uma cena; as imagens são um celeiro inesgotável para o ator, que cresce em verdade e emoção, e ainda alimentam o parceiro de cena, que, recebendo um material tão substancial, pode acrescê-lo com suas próprias energias, devolvendo ao primeiro um material fortemente ampliado, num jogo de energia crescente em que todos saem gratificados.

É claro que o trabalho com imagens é um trabalho de casa, tendo-se em mente tudo que se quer transmitir. É um material delicado e específico, que precisa ser planejado, testado e burilado, atendendo sempre aos objetivos específicos da peça, da personagem e de cada cena em particular. É preciso, então, saber procurar, dirigir e realizar esses objetivos.

Também o número de imagens emitidas necessita ser programado. Não é a quantidade de imagens que valoriza o trabalho do ator, mas a capacidade que este desenvolve, pelo treinamento contínuo, para selecionar as imagens mais adequadas a cada momento. Algumas cenas podem correr muito bem com uma ou duas imagens, contanto que sejam fortes, precisas e detalhadas e que passem e exprimam com exatidão tudo que a personagem deseja naquele momento específico.

A visualização é um recurso que apóia bastante o trabalho do ator. Quando, por algum motivo de insegurança ou mesmo nervosismo, o ator sente que está atropelando o texto, correndo muito com as palavras, pode usar a visualização na próxima palavra a ser dita. O ato de pensar antes de dizer regulariza o ritmo da fala, trazendo para nós a segurança em cena.

Quando a visualização é plena, a frase sai limpa, ritmada, sem o perigo de cair no final, perdendo a sonoridade, mas permanece no ar, como se não dissesse tudo, pois a imagem visualizada continua, emitindo quadros mentais vigorosos que completam o pensamento da personagem. Já o ator que "ouve" por imagens jamais se antecipa em suas réplicas ou emoções, pois precisa receber todo o "quadro verbal" antes de formular sua resposta, uma vez que sua personagem desconhece o que ainda está por dizer.

Em resumo, ao visualizar as palavras que se fazem necessárias, conseguimos o tempo adequado para que o texto flua sem atropelos, com a valorização de que necessita. As palavras visualizadas são pontos de luz que nos conduzem pelo texto com segurança e estímulo. Dessa energia contagiante nos fala Stanislavski:

> Contagie o seu comparsa! Contagie a pessoa com a qual estiver contracenando!
> Insinue-se até na sua alma e fazendo assim você mesmo se sentirá ainda mais contagiado!
> E se você ficar contagiado, todos os outros o ficarão ainda mais!
> E então as palavras que você pronunciar serão mais estimulantes do que nunca.[34]

Essa alegria no ato de representar deve ser vigiada pelo pensamento, e nosso querido Kusnet se preocupava muito com o pensamento, tanto que sempre perguntava: "Vocês sabem pensar em cena?", e também enfatizava a "[...] capacidade de pensar em cena, sempre como se fossem as personagens [...]".[35]

O pensamento (ou fluxo energético), durante a representação estará inteiramente à disposição dos objetivos da vida da personagem, e não a serviço dos problemas do ator.

Tomando o cérebro humano como aparelho emissor e receptor ao mesmo tempo, para seu melhor funcionamento durante o ato de representar, ele precisa estar liberado para assumir as necessidades e a programação ideal que supram os objetivos da personagem. Quando o ator alterna o pensamento para ele e para a personagem, isto é, ora para um ora para outro, os prejuízos são imediatos, atingindo o trabalho do ator em primeiro lugar. Este passa a emitir sinais energéticos confusos, tal como um aparelho de rádio que trocasse de estação a cada segundo, transmitindo uma mensagem cheia de ruídos e, a bem dizer, insuportável. É exatamente isso que acontece quando o ator se "desliga" em cena do pensamento contínuo de sua personagem e passa a pensar em seus problemas pessoais.

O resultado é bem diferente quando o ator mantém seu pensamento coeso, fiel aos problemas e aos objetivos específicos da personagem. Nesse caso, a ação torna-se mais convincente, verdadeira, resultando em maior conforto para o espectador. Mas, se o ator permite que seu pensamento vagueie sem rumo, longe dos objetivos da personagem, ele acaba causando grande confusão aos parceiros de cena, que ficam sem apoio, sozinhos, como quem contracena com as paredes, e, obviamente, o público percebe.

Sempre que pensamos, expressamos o campo íntimo das idéias pela palavra ou por um gesto. Passamos, então, a agir dentro das formas-pensamentos, ou imagens-molde, que lançamos para fora de nós, construindo assim, à nossa volta, uma atmosfera psíquica, que caracteriza nossa presença. Isso não é muito difícil de entender: em nossa vida, encontramos pessoas que, com um simples olhar, nos transmitem tranqüilidade e paz; outras nos causam medo ou repulsa, e isso está diretamente ligado à matéria mental produzida por essas pessoas, ou ao clima magnético que as envolve e que nos deixa entrever um pouco de sua verdade. Digamos que somos o resultado imediato do que pensamos. A personagem precisa desse envoltório magnético, desse clima especial, característico, próprio, que a distingue de outras personagens.

O tipo especial de pensamento – segundo Stanislavski – individualiza a personagem: "[...] nossa visão interior só deve ser relacionada com a vida da personagem que está sendo interpretada"[36].

Ao começar o processo de concentração, nossa produção mental deve dirigir-se aos objetivos da personagem, obedecendo a uma programação segura. Afinal, nem sempre estamos dispostos a pensar como personagens, principalmente quando discordamos de seu tipo humano e de seu modo de pensar. É preciso, então, percorrer etapas selecionadas para alcançar esse campo magnético, e é pelas imagens que começamos a sintonizar-nos na freqüência natural da personagem. O importante, para o ator, é descobrir *como* a personagem pensa, ou seja, que tipos de mecanismos ela desencadeia ao pensar, como ela conduziria seu pensamento sobre esse ou outro assunto e que possíveis assuntos escolheria. Como é muito raro que uma personagem pense exatamente igual a nós, toda a prudência é necessária para que não haja choques entre os dois tipos de pensamento, o pensamento do ator e o da personagem.

O ator, em muitos casos, age como verdadeiro carrasco, impondo sua maneira de pensar a uma personagem indefesa, sem levar em conta que a personagem existe por seus próprios pensamentos, únicos. Sem outros recursos para formular seus pensamentos, a personagem passa a funcionar como uma descarga energética inadequada, em rotação diferente, que pertence ao ator e não a ela, personagem.

Muitas vezes, ficamos da platéia olhando a confusão que se estabelece entre ator/personagem, que atravessam a peça em verdadeiro curto-circuito, sem que nada se possa identificar, apenas raios indecifráveis numa tempestade desgastante para todos, a qual poderia cessar pelo simples fato de o ator permitir liberdade de pensamento à sua personagem, deixando fluir essa maravilhosa energia mental. A briga que os atores desencadeiam com o texto deixa de ocorrer quando se permite que a personagem pense livremente – mas seus próprios pensamentos. As palavras são, portanto, o fruto desse pensamento, e, se ele é fluente, a palavra também o é. Stanislavski diz muito bem: "Assim que as palavras se tornaram minhas, fiquei inteiramente à vontade no palco!"[37].

Aprender a ouvir e a falar visualizando, dentro de uma personagem, é algo que requer treino, paciência, disponibilidade da renúncia ao seu eu, à sua vaidade, ao seu egoísmo e, claro, um amor infinito ao trabalho, visando apenas ao bem-estar da personagem.

O ator necessita comprometer-se com a riqueza de um trabalho bem-feito e honesto. Quando o ator se compromete com o sucesso pessoal, e tão-somente com ele, já começa seu trabalho por terreno perigoso e desconhecido, colocando em risco o próprio sucesso que busca, pois quem brilha é a personagem.

Habituemo-nos ao trabalho simples, honesto, persistente, pois só talento é muito pouco. A disciplina, o estudo e o trabalho são fundamentais para o ator.

Kusnet reforça com insistência que:

É muito importante, durante esses exercícios, não perder de vista que, para tornar a "visualização das falas" realmente ativa, é necessário comentar do ponto de vista da personagem as imagens resultantes da visualização. Eu insisto: cuidado! Não comente do ponto de vista do ator que interpreta o papel. Essa confusão acontece freqüentemente.[38]

Para reforçar uma idéia ou para criar choques emocionais, podemos usar as imagens segundo as necessidades, como nos diz Kusnet: "[...] as imagens [é] que devem produzir o choque emocional, e conseqüentemente o estado de angústia da personagem"[39].

Todo o trabalho de visualização é feito como preparação, em casa, e o ator leva para a cena as imagens que achar convenientes. Ocorrendo uma desconcentração em cena, o recurso da visualização das falas do parceiro pode ajudar a encontrar a concentração perdida, principalmente durante os diálogos.

Kusnet nos oferece um precioso alerta quando diz: "Basta que consiga realmente interessar-se pelas falas ouvidas para que a ação perdida seja restabelecida"[40].

Kusnet também chama nossa atenção para os sons, sua combinação, seu uso e para como o ator pode explorar as características específicas de cada palavra, buscando – além das imagens – sua expressividade sonora, o som da palavra como elemento plástico.

Mesmo nos trabalhos de casa, o ator necessita desenvolver o hábito de brincar com a voz, inventando os sons mais estranhos, indo do sussurro ao grito, pesquisando e descobrindo as possibilidades de seu aparelho fonador. O mesmo se recomenda para a musculatura da face. Fazer caretas, mesmo feias, é um exercício diário recomendado para manter em forma a musculatura da face. O corpo tende sempre a acompanhar a voz. Emoção, corpo e voz estão interligados, funcionando em conjunto. Grotowski fala de como as tarefas podem ser divididas para evitar problemas maiores: "O erro mais elementar, e que necessita da mais urgente correção, é a supertensão da voz, unicamente porque as pessoas se esquecem de falar com o corpo"[41].

O corpo acompanha e complementa a visualização da palavra, ou seja, o teor da visualização é imediatamente expresso pelo corpo. Quando Grotowski fala do rugir do tigre, do silvo da cobra, do mugido da vaca etc., busca uma preparação do ator para o uso pleno de seu potencial vocal.

O corpo, com suas inúmeras e inesgotáveis potencialidades sonoras, de movimento e emoção, necessita de tempo, exercícios sistemáticos e ação contínua em seu trabalho. É ainda de Grotowski a seguinte afirmação: "A voz é material. Pode ser usada para tudo. Todos os estímulos do corpo podem ser expressos pela voz"[42].

Procuremos sempre a harmonia existente entre o significado de cada palavra e sua riqueza sonora. O casamento entre o significado e o som dá características únicas e reveladoras a cada palavra.

Ao receber o texto, nosso primeiro momento é para as palavras, que nos mostram a vida dos seres humanos; é por intermédio delas, que chegamos aos objetivos mais específicos de uma personagem. Logo percebemos que há palavras interessantes, importantes e vitais para aquela personagem. A visualização pode ser encaminhada atendendo ao mais urgente em primeiro lugar, promovendo uma sustentação – pelas palavras interessantes e importantes – para culminar em grande valorização das palavras vitais do texto.

Recomenda-se trabalho, muito trabalho, e ensaio. Isso quer dizer que o ator não pode fazer experiências com recursos novos durante a representação da temporada. O que se usa em cena deve ser testado e usado em ensaios; aliás, essa é uma das finalidades (talvez a principal) dos ensaios – e não nos referimos aqui às improvisações e demais manifestações cênicas, mas especificamente ao trabalho teatral com texto. A falta de ensaios para o uso de recursos novos pode ser catastrófica, tanto para o ator quanto para a equipe. Não vamos confundir o trabalho exaustivo de preparação com o resultado final. A fluência e a naturalidade – o espontâneo – que alguns atores conseguem são frutos de pesquisa incansável.

Nesse caso, podemos incluir a preparação vocal e corporal, que é um trabalho diário do ator, do mesmo modo como a visualização é algo que deve fazer parte de seu dia-a-dia. O ator precisa aprender a "ouvir com os olhos" – *ver* todos os sons que puder, representá-los graficamente, dar-lhes forma e, principalmente, cor.

Quando o ator pensar na palavra 'lua', deve observar: ela pode estar encoberta por nuvens, tímida, pode estar cheia, plena de luz, pode "estar de mal", mostrando apenas metades...

A qualidade visual da imagem é vital para quem ouve. Afinal, uma lua pode ser muito mais do que três letras!

CONCLUSÃO

A enorme carência de informações que existe no trabalho específico e muito particular da voz para o ator levou-nos a esta obra. Por ser dirigido ao aluno e ao profissional de teatro mais como um alerta às necessidades e aos cuidados no uso da voz e da fala teatral, o livro deixa propositalmente de realizar aprofundamentos muito especializados. Inegavelmente, cada parte mencionada nele, mesmo que ligeiramente, pode ser desenvolvida *ad infinitum*; afinal, ainda há muito o que pesquisar, testar e revelar cenicamente sobre a voz e a fala no teatro. No entanto, para este primeiro momento, que é de um alerta a respeito dos cuidados específicos da voz para o ator, o que aqui foi feito parece-nos por enquanto suficiente.

Não podemos esquecer todo o caminho histórico percorrido pela pesquisa sobre voz para o ator, a qual vem mantendo posição de destaque e merecendo a confiança dos profissionais no desenrolar do próprio teatro. Também não estamos aqui com a intenção de condenar, ou mesmo de tentar tornar inútil, o trabalho realizado até agora por quem tenha chamado a si o encargo abençoado de ensinar o ator a falar melhor. Muito pelo contrário, a voz para o ator deve muito a todas essas pessoas que, de alguma maneira, contribuíram para manter vivos o ensino e o adestramento vocal de todos aqueles que procuram o palco como profissão. No entanto, a ciência avança e se especializa; não é mais possível deixar de apreciar suas conquistas, mesmo porque são de extrema importância para a evolução do trabalho criativo e do desempenho diário do profissional cênico. Portanto, insistimos para que o ator seja prudente com sua voz, entregando-a aos cuidados específicos de um fonoaudiólogo, evitando ao máximo que pessoas leigas interfiram no processo educativo de sua voz e de sua fala.

Não é mais possível que o ator mostre receio ou medo diante do profissional da fonoaudiologia, que é, sem dúvida nenhuma, a pessoa mais indicada para resolver problemas de voz e de fala.

O ator, que desenvolve um trabalho muito íntimo com tudo que cerca a vida do ser humano, precisa estar munido de todos os conhecimentos possíveis que revelem a vida humana em sua mais ampla visão de existência. Nessa amplitude de conhecimentos, a anatomia e a fisiologia humanas, em nosso parecer, assumem grande importância como recursos para o desenvolvimento do trabalho do ator, por razões evidentes. Caso contrário, não seria ele um trabalhador que usa o corpo, a voz e a mente em seu labutar diário de criar *personas*. É dentro desse pensamento que dividimos este trabalho em três etapas: corpo, voz e palavra.

Pensamos que toda atividade corporal do ator necessita ser orientada para auxiliar o trabalho vocal cênico, sempre lembrando que há atividades corporais que, segundo sua natureza, podem ou não favorecer a manifestação sonora do ator. O relaxamento corporal nos parece um dos pontos de suma importância a ser considerado no trabalho cênico da voz. Um organismo tenso, amarrado por tensões musculares, apresentará grandes dificuldades para emitir o som. Aqui queremos enfatizar, mais uma vez, o cuidado que o ator precisa ter para não realizar atividades corporais de exagerada tensão muscular, que impõem ao corpo uma atividade contrária às necessidades do relaxamento essencial ao trabalho vocal do ator. Em muitos casos, as tensões musculares exageradas são responsáveis por alterações posturais de difícil reorganização, que podem interferir na imagem corporal do ator.

Não esqueçamos que um corpo precisa ter o eixo dentro da linha de gravidade. O peso do corpo deve estar distribuído igualmente pelos pés, para que o corpo possa ser deslocado no espaço sem grande esforço.

As articulações exercem grande influência no trabalho vocal, e recomenda-se muita atenção para mantê-las íntegras e em folga por meio de relaxamento. Lembremo-nos dos joelhos, que em estado de tensão projetam igual tensão na região posterior do pescoço, o que pode contribuir para o aparecimento de uma rouquidão.

Finalmente, recomenda-se ao ator o cuidado de perceber e controlar os limites da capacidade corporal, evitando todo e qualquer abuso físico desnecessário.

A voz, por sua vez, na atividade cênica sonora, ainda se encontra envolvida por muitos véus e pouca objetivação científica. Pouco se conhece, nas artes cênicas, o aparelho fonador e a melhor maneira de aproveitá-lo profissionalmente.

O uso adequado dos seios paranasais, na função de câmaras de ressonância, é pouco explorado pelo ator, que insiste no uso da ressonância nasal, de pouca validade para a projeção do som humano no espaço.

Um dos momentos de grande importância para nós no trabalho sonoro do ator é o ato respiratório, tão controvertido em seu ensino e confuso na usual nomenclatura e na divisão didática que servem ao seu estudo. O uso adequado do diafragma elimina o esforço físico da inspiração indebitamente realizada pelos ombros ou pela barriga. E, por falar em barriga, queremos deixar bem claro nosso repúdio à projeção do ventre para a frente, quer como apoio respiratório, quer como elemento propiciador da armazenagem do ar.

A barriga permanece empurrada para dentro, sempre, e essa leve contração deve ser auxiliada pela massa glútea, o que cria um aumento da pressão interna entre o diafragma torácico e o diafragma pélvico e funciona muito bem como apoio para a fala. A projeção do ventre para a frente só propicia respiração ruidosa, movimento abdominal desnecessário na partitura gestual da personagem, bem como aumento da sudorese e do cansaço. A nosso ver, todo esforço desenvolvido pela barriga na intenção de auxiliar o ato respiratório é absolutamente desnecessário e até mesmo prejudicial ao trabalho respiratório, principalmente do ator. Recomendamos, com insistência, o estudo e a observação do reflexo respiratório como elemento iniciador de uma respiração suave e desenvolvida pela base pulmonar. O órgão responsável pela respiração humana é o pulmão.

O fato é que a respiração é o ponto mais importante para a emissão vocal e precisa ser tratada com conhecimento de causa: toda a "engrenagem" corporal envolvida no ato respiratório merece do ator estudo cuidadoso e aprofundado.

O ajuste equilibrado e o treino adequado fazem a respiração ser responsável pelo melhor ou pelo pior aproveitamento no desempenho sonoro do ator. Além disso, a respiração é elemento importante nas manifestações emocionais, pois está sempre presente e atuante na própria vida. Logo, o profundo conhecimento do ato respiratório pelo profissional das artes cênicas é, a nosso ver, fato primordial para o trabalho vocal cênico, não só para uma realização segura do texto a dizer e das emoções emergentes desse falar, mas também como medida profilática. Assim, evitam-se – pelo conhecimento e treino adequados do ato respiratório – manifestações desagradáveis da voz e da fala que possam prejudicar e, até mesmo, impedir a atividade sonora do ator.

A palavra, esse grande mistério que se revela pelo som da voz, é que dá fluência e expressão aos pensamentos humanos. Por tal maravilhosa sonoridade, a palavra é de vital importância para a realização da comunicação, quer pessoal, quer profissional.

Essa grande tribuna englobada pelas artes cênicas é o local sagrado onde as idéias podem fluir pela expressão sonora das palavras. Tal acontecimento necessita de cuidados muito especiais, para que os defeitos do ator não perturbem a clareza das idéias, em forma de palavras, defendidas pelas personagens, em atendimento à postura ideológica de um autor.

Dizer bem as palavras, com clareza, é a função primeira do trabalho do ator. Não se admite um ator com problema de voz ou fala. O ator é, por profissão, aquele que diz bem as palavras; logo, qualquer problema que possa impedir ou obscurecer a expressão sonora da palavra cênica torna-se absolutamente inadmissível. O espectador não pode ser ultrajado ou mesmo torturado sonoramente por atores inadequados à profissão; desconsideram esses atores um fator primordial para sua profissão: o conjunto voz e fala. Por mais que eles, descuidados de seu instrumento de trabalho, queiram insistir em tal proceder, há um fato inevitável a considerar: o ator fala, e essa fala necessita com urgência chegar aos ouvidos do espectador com todos os requintes sonoros da arte de falar que, naturalmente e sem sombra de dúvida, se esperam de um bom ator.

À luz do que foi exposto, concluímos que:

- As áreas de expressão vocal e interpretação têm inter-relação.
- A voz tem conexão com o universo do ator (interpretação) e com o universo estético da obra encenada.
- O trabalho vocal do ator necessita de fundamentação científica (fonoaudiologia estética).
- A fonoaudiologia tem princípios gerais, mas a aplicação desses princípios é individual.
- Os estudos recentes da fonoaudiologia estética têm implicações pedagógicas.
- Existem conexões entre o físico, a voz e a fala.
- Há relações íntimas entre a voz, a fala e o psiquismo.
- A voz e a fala sofrem interferência do meio social.
- A imagem vocal do indivíduo é assunto de segurança íntima.
- A arte de dizer é do ator, e a palavra é sua matéria-prima.

Infelizmente – para muitos atores apressados – a arte de falar bem leva tempo. É uma conquista lenta, suada, trabalhada, aprimorada a cada dia, a cada espetáculo. É uma luta incansável, própria dos verdadeiros artistas, daqueles que lutam por superar-se a cada dia, daqueles que não se impressionam com elogios fáceis e empobrecedores. Vivem investigando sempre, sem descanso, dentro de si mesmos, até o mais profundo de seu ser, e buscando fora, na ciência, os recursos de que necessitam para poder mergulhar cada vez mais em seu próprio eu. Tornam-se, assim, muito ricos em recursos que favorecem o possível milagre de criar personagens, objetivo primeiro do ator, um co-criador, juntamente com Deus, da vida do ser humano que representa.

NOTAS

1. FISCHER, Ernest. *A necessidade da arte*. 4. ed. Rio de Janeiro: Zahar, 1974, p. 14. (Grifos do autor.)
2. MAGALDI, Sábato. *Iniciação ao teatro*. 2. ed. São Paulo: Ática, 1985, p. 9.
3. Ciência que estuda os movimentos do corpo.
4. SCHILDER, Paul. *A imagem do corpo: as energias construtivas da psique*. São Paulo: Martins Fontes, 1980, p. 11.
5. Informações sobre o histórico de vida, saúde e doenças do paciente.
6. O mesmo que cordas vocais.
7. ERHART, Eros Abrantes. *Elementos de anatomia humana*. São Paulo: Atheneu, 1976, p. 48.
8. RASCH, Philip J.; BURKE, Roger K. *Cinesiologia e anatomia aplicada*. Rio de Janeiro: Guanabara Koogan, 1977, p. 31.
9. Cf. STANISLAVSKI, Constantin. *A preparação do ator*. 4. ed. Rio de Janeiro: Civilização Brasileira, 1979, p. 183.
10. ERHART, Eros Abrantes. *Elementos de anatomia humana*, op. cit., 1976, p. 223.
11. PERELLÓ, Jorge; SERRA, Jaime Peres. *Fisiología de la comunicación oral*. Barcelona: Científico-Médica, 1977.
12. JACOB, Stanley; FRANCONE, Clarice; LOSSOW, Walter. *Anatomia e fisiologia humana*. Rio de Janeiro: Guanabara, 1984, p. 378.
13. RASCH, Philip J.; BURKE, Roger K. *Cinesiologia e anatomia aplicada*, op. cit., p. 296.

14. Palavra usada com o sentido de "limite alcançado pela respiração, no que se refere à quantidade média de ar".
15. Pressão exercida pela passagem do ar na laringe.
16. PERELLÓ, Jorge; SALVÁ MIQUEL, J. A. *Alteraciones de la voz*. Barcelona: Científico-Médica, 1980, p. 1.
17. PERELLÓ, Jorge; SALVÁ MIQUEL, J. A. *Alteraciones de la voz, op. cit.*, pp. 26-27.
18. Terapia com o auxílio de magnetos.
19. Início do *Evangelho segundo João*.
20. BRASIL. Ministério da Educação e Cultura. *Normas para a língua falada no teatro*. Rio de Janeiro: Ministério da Educação, 1958, p. 479.
21. QUINTEIRO, Eudosia Acuña. "Atores & fonos: um ponto de encontro". In: FERREIRA, Léslie Piccolotto (org.). *Trabalhando a voz*. São Paulo: Summus, 1988, p. 57.
22. JACOB, Stanley; FRANCONE, Clarice; LOSSOW, Walter. *Anatomia e fisiologia humana, op. cit.*, p. 289.
23. PERELLÓ, J.; SERRA, J. P. *Fisiologia de la comunicación oral, op. cit.*, p. 34.
24. LEITE, Aldo. *O castigo do santo*. São Luís: Gráfica Universidade Federal do Maranhão, 1985, p. 54. (Divisão – V – nossa.)
25. STANISLAVSKI, Constantin. *A criação de um papel*. Rio de Janeiro: Civilização Brasileira, 1984, p. 76.
26. Referente a símbolo icônico e acústico.
27. KUSNET, Eugênio. *Ator e método*. Rio de Janeiro: Inacen, 1985, p. 62.
28. KUSNET, Eugênio. *Ator e método, op. cit.*, p. 62.
29. SLOBIN, D. Isaac. *Psicolingüística*. São Paulo: Nacional/Edusp, 1980, p. 174.
30. LEWIS, Robert. *Método ou loucura*. Fortaleza/Rio de Janeiro: UFC/Tempo Brasileiro, 1982, p. 50.
31. VVAA. *Dictionnaire de linguistique*. Paris: Larousse, 1973, p. 489. *Apud* GIRARD, Gilles; REAL, Ovellet; RIGAULT, Claude. *O universo do teatro*. Coimbra: Livraria Almedina, 1980, p. 40.
32. STANISLAVSKI, Constantin. *A construção da personagem*. Rio de Janeiro: Civilização Brasileira, 1970, p. 132.
33. STANISLAVSKI, Constantin. *A construção da personagem, op. cit.*, p. 140.
34. STANISLAVSKI, Constantin. *A construção da personagem, op. cit.*, p. 137.
35. KUSNET, Eugênio. *Ator e método, op. cit.*, p. 63
36. STANISLAVSKI, Constantin. *A construção da personagem, op. cit.*, p. 138.

37. STANISLAVSKI, Constantin. *A construção da personagem, op. cit.*, p. 136.
38. KUSNET, Eugênio. *Ator e método, op. cit.*, p. 65.
39. *Ibidem.*
40. *Ibidem.*
41. GROTOWSKI, Jerzy. *Em busca de um teatro pobre.* Rio de Janeiro: Civilização Brasileira, 1971.
42. *Ibidem.*

Depois de todos os nossos estudos, adquirimos somente aquilo que pomos em prática.

Goethe

BIBLIOGRAFIA

Voz e fala

ALVIM, Décio Ferraz. *Nobre arte de falar em público e desenvolvimento pessoal*. São Paulo: José Bushatsky Editor, 1959.
BARBOSA, Osmar. *A arte de falar em público*. Rio de Janeiro: Edições de Ouro, s.d.
BEUTTENMÜLLER, Maria da Glória; LAPORT, Nelly. *Expressão vocal e expressão corporal*. Rio de Janeiro: Forense Universitária, 1974.
BLOCH, Pedro. *Você quer falar melhor?* Rio de Janeiro: Bloch, 1977.
_____. *Falar é viver*. Rio de Janeiro: Nórdica, 1980.
_____. *Sua voz e sua fala*. Rio de Janeiro: Bloch, 1979.
_____. *Você pode falar bem: problemas de comunicação oral*. São Paulo: Nacional, 1986.
BRASIL. Ministério da Educação e Cultura. *Normas para a língua falada no teatro*. Rio de Janeiro: Ministério da Educação, 1958.
BROWN, D. Aronson. *Alteraciones motrices del habla*. Buenos Aires: Médica Panamericana, 1978.
CADERNOS PUC n. 14. *Arte & linguagem*. São Paulo: Educ/Cortez, 1981.
CANONGIA, M. B. *Manual de terapia da palavra, anatomia, fisiologia, semiologia e o estudo da articulação e dos fonemas*. Rio de Janeiro: Atheneu, 1981.
COOPER, Morton. *Modernas técnicas de reabilitación vocal*. Buenos Aires: Médica Panamericana, 1979.

DINVILLE, Claire. *Los transtornos de la voz y su reeducación*. Barcelona: Masson, 1981.

FERREIRA, Léslie P. et al. *Temas de fonoaudiologia*. São Paulo: Loyola, 1984.

_____. (org.) *Trabalhando a voz*. São Paulo: Summus, 1988.

GAIARSA, José Angelo. *Respiração e angústia*. São Paulo: Informática, 1971.

GREENE, Margaret C. L. *Distúrbios da voz*. São Paulo: Manole, 1983.

ISSLER, Solange. *Articulação e linguagem*. Rio de Janeiro: Antares, 1983.

JUNG, C. G. *O espírito na arte e na ciência*. Petrópolis: Vozes, 1985.

KAHLE, Charlotte. *Manual prático da técnica vocal*. Porto Alegre: Sulina, 1966.

LAURENS, Jean. *Bel canto et émission italienne*. Paris: Richard-Masse, 1950.

LOCKE, John. *Carta acerca da tolerância. Segundo tratado sobre o governo. Ensaio acerca do entendimento humano*. São Paulo: Abril Cultural, 1983.

LURIA, A. R. *Pensamento e linguagem: as últimas conferências de Luria*. Porto Alegre: Artes Médicas, 1986.

LURIA, A. R.; LEONTIEV, A. N. *Linguagem, desenvolvimento e aprendizagem*. São Paulo: Ícone/Edusp, 1988.

MAIA, Eleonora Motta. *No reino da fala: a linguagem e seus sons*. São Paulo: Ática, 1985.

MANSION, Madeleine. *El estudio del canto*. Buenos Aires: Ricordi Americana, 1957.

MELLO, E. B. de Souza. *Educação da voz falada*. Rio de Janeiro: Atheneu, 1984.

MOREIRA, P. Lopes. *A ciência do canto*. São Paulo: Irmãos Vitale, 1945.

MYSAK, Edward D. *Patologia dos sistemas da fala*. Rio de Janeiro: Atheneu, 1984.

NUNES, Lilia. *Cartilhas de teatro. Manual de voz e dicção*. Rio de Janeiro: SNT, 1972.

PANZERA, Charles. *L'art de chanter*. Paris: Editions Littéraires de France, 1945.

PERAZZO, Irma Alicia. *Elementos de foniatria*. Buenos Aires: El Ateneo, 1956.

PERELLÓ, Jorge. *Canto – Dicción/foniatria estética*. Barcelona: Científico-Médica, 1975.

_____. *Morfologia fonoaudiológica*. Barcelona: Científico-Médica, 1978.

PERELLÓ, Jorge; SALVÁ MIQUEL, J. A. *Alteraciones de la voz*. Barcelona: Científico-Médica, 1980.

PERELLÓ, Jorge; SERRA, J. Peres. *Fisiologia de la comunicación oral*. Barcelona: Científico-Médica, 1977.

POLITO, Reinaldo. *Como falar corretamente e sem inibições*. São Paulo: Saraiva, 1986.
POROT, Didier. *Distúrbios da linguagem*. Rio de Janeiro: Zahar, 1979.
SEGRE, Renato; NAIDICH, Susana. *Princípios de foniatria para alumnos y profesionales de canto y dicción*. Buenos Aires: Médica Panamericana, 1981.
SINNEK, Hilde. *ABC para cantores e oradores*. São Paulo: Ricordi, 1955.
SLOBIN, D. Isaac. *Psicolingüística*. São Paulo: Nacional Edusp, 1980.
SOARES, R. M. Freire; PICCOLOTTO, Léslie. *Técnicas de impostação e comunicação oral*. São Paulo: Loyola, 1977.
STAROBINSKI, Jean. *As palavras sob as palavras*. São Paulo: Perspectiva, 1971.
TEIXEIRA, S. Bueno. *Alguns problemas da voz e da fala*. Campinas: S. B. Teixeira, 1977.
TERWILLIGER, Robert F. *Psicologia da linguagem*. São Paulo: Cultrix/ Edusp, 1974.
TURNER, J. Clifford. *Voice and speech in the theatre*. Londres: Pitman, 1950.
VOLPI, G. Lauri. *Vozes paralelas*. São Paulo: Ricordi, 1956.
VYGOTSKI, L. Semenovich. *Pensamento e linguagem*. Lisboa: Antídoto. 1979.
WATZLAWICK, Paul et al. *Pragmática da comunicação humana*. São Paulo: Cultrix, 1981.
WILSON, Kenneth. *Problemas de la voz en los niños*. Buenos Aires: Panamericana, 1973.

CORPO

ALEXANDER, Gerda. *Eutonia: um caminho para a percepção corporal*. São Paulo: Martins Fontes, 1983.
AMARAL, Sonia. *Chi-Kun, a respiração taoísta: exercícios para a mente e para o corpo*. São Paulo: Summus, 1984.
ANDERSON, Bob. *Alongue-se*. São Paulo: Summus, 1983.
AURIOL, Bernard. *Introdução aos métodos de relaxamento*. São Paulo: Manole, 1985.
BASMASIAN, J. V. *Electro: fisiologia de la acción muscular*. Buenos Aires: Panamericana, 1976.
BERTHERAT, Thérèse. *As estações do corpo. Aprenda a olhar o seu corpo para manter a forma*. São Paulo: Martins Fontes, 1985.
_____. *O correio do corpo: novas vias da antiginástica*. São Paulo: Martins Fontes, 1983.
BERTHERAT, Thérèse; BERNSTEIN, Carol. *O corpo tem suas razões: antiginástica e consciência de si*. São Paulo: Martins Fontes, 1977.

BOYESEN, Gerda. *Entre psiquê e soma: introdução à psicologia biodinâmica.* São Paulo: Summus, 1986.

CHALAGUIER, Claude; BOSSU, Henri. *A expressão corporal.* Rio de Janeiro: Entrelivros Cultural, s.d.

DOWNING, George. *O livro de massagem.* São Paulo: Brasiliense, 1981.

ERHART, Eros Abrantes. *Elementos de anatomia humana.* São Paulo: Atheneu, 1976.

FAST, Julius. *Linguagem corporal.* Rio de Janeiro: José Olympio, 1976.

FELDENKRAIS, Moshe. *Consciência pelo movimento.* São Paulo: Summus, 1977.

GAIARSA, José Angelo. *Organização das posições e movimentos corporais – Futebol 2001.* São Paulo: Summus, 1984.

_____. *Couraça muscular do caráter.* São Paulo, Ágora, 1984.

GORDON, Richard. *A cura pelas mãos.* São Paulo: Pensamento, 1978.

GUNTHER, Bernard. *Sensibilidade e relaxamento.* São Paulo: Brasiliense, 1974.

HEIDEGGER, G. Wolf. *Atlas de anatomia humana.* Rio de Janeiro: Guanabara Koogan, 1981.

JACOB, Stanley; FRANCONE, Clarice; LOSSOW, Walter. *Anatomia e fisiologia humana.* Rio de Janeiro: Guanabara, 1984.

JAHARA-PRADIPTO, Mario. *Zen shiatsu: equilíbrio energético e consciência do corpo.* São Paulo: Summus, 1986.

KENDALL, F. Peterson; MCCREARY, Kendall. *Músculos, provas e funções.* São Paulo: Manole, 1981.

KUSHI, Michio. *O livro do Do-In.* São Paulo: Ground, 1985.

LABAN, Rudolf. *Domínio do movimento.* São Paulo: Summus, 1978.

LEBOYER, Frédérick. *Shantala.* São Paulo: Ground, 1986.

LOWEN, Alexander. *O corpo traído.* São Paulo: Summus, 1979.

_____. *Prazer: uma abordagem criativa da vida.* São Paulo: Summus, 1984.

LOWEN, Alexander; LOWEN, Leslie. *Exercícios de bioenergética: o caminho para uma saúde vibrante.* São Paulo: Ágora, 1985.

LURIA, A. R. *El cerebro en acción.* Barcelona: Fontanella, 1979.

_____. *Fundamentos de neuropsicologia.* São Paulo: Edusp, 1981.

MACHADO, Angelo. *Neuroanatomia funcional.* Rio de Janeiro: Atheneu, 1981.

MITCHELL, Laura. *Relaxamento básico: o método fisiológico para aliviar a tensão.* São Paulo: Martins Fontes, 1983.

MITCHELL, Laura; DALE, Barbara. *Movimentos básicos.* São Paulo: Martins Fontes, 1984.

NAMIKOSHI, Toru. *Shiatsu e alongamento.* São Paulo: Summus, 1987.

RASCH, Philip J.; BURKE, Roger K. *Cinesiologia e anatomia aplicada*. Rio de Janeiro: Guanabara Koogan, 1977.
REICH, Wilhelm. *Análisis del caráter*. Buenos Aires: Paidós, 1965.
SANDOR, Pethö. *Técnicas de relaxamento*. São Paulo: Vetor, 1974.
SCHILDER, Paul. *A imagem do corpo, as energias construtivas da psique*. São Paulo: Martins Fontes, 1980.
SOUZA, M. Matheus de. *Iniciação à quiropatia*. São Paulo: Ibraque, 1987.

TEATRO, METODOLOGIA E OUTROS

ASIAN, Odette. *El actor en el siglo XX*. Barcelona: Gustavo Gili, 1979.
BARATA, J. Oliveira. *Estética teatral, antologia de textos*. Lisboa: Moraes, 1980.
BOAL, Augusto. *Teatro do oprimido*. Rio de Janeiro: Civilização Brasileira, 1980.
BRECHT, Bertolt. *Estudos sobre teatro*. Rio de Janeiro: Nova Fronteira, 1978.
_____. *Teatro dialético*. Rio de Janeiro: Civilização Brasileira, 1967.
BRUSTEIN, Robert. *O teatro de protesto*. Rio de Janeiro: Zahar, 1967.
CHEKHOV, Michael. *Para o ator*. São Paulo: Martins Fontes, 1986.
CHIARINI, Paolo. *Bertolt Brecht*. Rio de Janeiro: Civilização Brasileira, 1967.
DAVIS, Flora. *A comunicação não-verbal*. São Paulo: Summus, 1979.
DIDEROT, Denis. "Paradoxo sobre o comediante". In: _____. *Diderot*. São Paulo: Abril Cultural, 1973 (Os Pensadores).
DORT, Bernard. *O teatro e sua realidade*. São Paulo: Perspectiva, 1977.
DUVIGNAUD, Jean. *Sociologia do comediante*. Rio de Janeiro: Zahar, 1972.
ECO, Umberto. *Como se faz uma tese*. São Paulo: Perspectiva, 1985.
FERGUSSON, Francis. *Evolução e sentido do teatro*. Rio de Janeiro: Zahar, 1974.
FISCHER, Ernest. *A necessidade da arte*. Rio de Janeiro: Zahar, 1973.
GIRARD, Gilles; REAL, Ovellet. *O universo do teatro*. Coimbra: Almedina, 1980.
GROTOWSKI, Jerzy. *Em busca de um teatro pobre*. Rio de Janeiro: Civilização Brasileira, 1971.
HELBO, André. *Les mots et les gestes*. Paris: Presses Universitaires de Lille, 1983.
_____. (org.). *Semiologia da representação*. São Paulo: Cultrix, 1980.
INGARDEN, R. et al. *O signo teatral: a semiologia aplicada à arte dramática*. Porto Alegre: Globo, 1977.
KUSNET, Eugênio. *Ator e método*. Rio de Janeiro: Inacen, 1985.

LEITE, Aldo. *O castigo do santo*. São Luís: Gráfica Universidade Federal do Maranhão, 1985.

LEWIS, Robert. *Método ou loucura*. Fortaleza/Rio de Janeiro: UFC/Tempo Brasileiro, 1982.

MAGALDI, Sábato. *Iniciação ao teatro*. 2. ed. São Paulo: Ática, 1985.

OLIVIER, Lawrence. *Ser ator*. Rio de Janeiro: Globo, 1987.

ROUBINE, Jean-Jacques. *A linguagem da encenação teatral – 1880-1980*. Rio de Janeiro: Zahar, 1982.

_____. *A arte do ator*. Rio de Janeiro: Zahar, 1987.

SEVERINO, A. Joaquim. *Metodologia do trabalho científico*. São Paulo: Cortez, 1983.

STANISLAVSKI, Constantin. *El arte escénico*. Cidade do México: Siglo Veintiuno, 1980.

_____. *Minha vida na arte*. São Paulo: Anhembi, 1956.

_____. *A construção da personagem*. Rio de Janeiro: Civilização Brasileira, 1970.

_____. *A preparação do ator*. 4. ed. Rio de Janeiro: Civilização Brasileira, 1979.

_____. *A criação de um papel*. Rio de Janeiro: Civilização Brasileira, 1984.

ULLMANN, Liv. *Sem falsidades*. Rio de Janeiro: Nórdica, 1980.

VEINSTEIN, André. *La puesta en escena*. Buenos Aires: Compania General Fabril, 1962.

VILLIERS, André. *El arte del comediante*. Buenos Aires: Eudeba, 1959.

WAGNER, Fernando. *Teoria e técnica teatral*. Coimbra: Almedina, 1979.

WEKWERTH, Manfred. *Diálogos sobre a encenação: um manual de direção teatral*. São Paulo: Hucitec, 1986.

A AUTORA

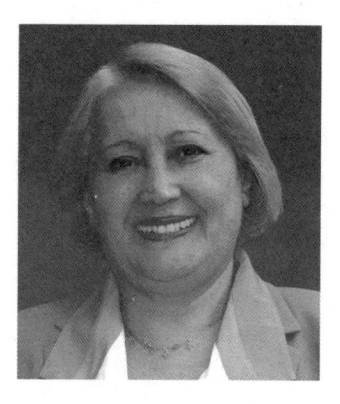

Eudosia Acuña Quinteiro é, por natureza, ativa, irrequieta, curiosa e empreendedora. Nunca se acomodou, o que a leva a rever idéias e renovar caminhos. Começou sua vida profissional como professora de primeiro grau no Rio de Janeiro. Lá, fez parte de um grupo de teatro amador, trampolim para o Conservatório Nacional de Teatro, e deu início à carreira de atriz. Fez teatro e dublagens, trabalhou na TV Tupi, no cinema e no rádio. Para melhor exercer a nova profissão, estudou música, obtendo a licenciatura plena e o bacharelado em canto. Depois da TV Tupi, voltou ao ofício de professora, na Escola de Comunicações e Artes (ECA) da USP, com todo o cerimonial: cursou o mestrado e o doutorado, escreveu e publicou livros e artigos. Fonoaudióloga pela PUC-SP, é docente na Fundação Armando Alvares Penteado (FAAP) nas áreas de Rádio e TV e Relações Públicas, diretora e autora teatral, consultora externa empresarial, na área de telemarketing e media training, e dá aulas em cursos regulares para atores, com foco em *respiração, voz e interpretação*.

Permeando todo esse caminho, está sua atividade como voluntária e gestora de organizações do terceiro setor com projetos sócio-ambientais de cunho educativo. Desde 2004, atua também na carreira política, lutando por uma legislação mais adequada ao terceiro setor.

leia também

O PODER DA VOZ E DA FALA NO TELEMARKETING
TREINAMENTO VOCAL PARA TELEOPERADORES
Eudosia Acuña Quinteiro

Resultado da atuação da autora no treinamento de voz e fala de teleoperadores, seu objetivo é orientar o teleoperador no uso de seus recursos vocais e auditivos. Hoje é imprescindível que as profissões que usam a voz estejam preparadas para as necessidades preventivas e orientadoras da saúde do teleoperador.

REF. 60078   ISBN 85-85689-78-1

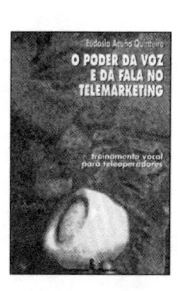

VOZ – PARTITURA DA AÇÃO
Lucia Helena Gayotto

A voz de um ator pode e deve interferir, modificar a situação e realizar-se como ação vocal. A autora criou uma partitura vocal para registrar os recursos vocais aplicados ao personagem e desenvolveu ferramentas para a elaboração da voz em situações cênicas. O livro, fundamental na área teatral, amplia possibilidades também para profissionais que utilizam a voz em seu dia-a-dia: conferencistas, locutores etc.

REF. 60069   ISBN 85-85689-69-2

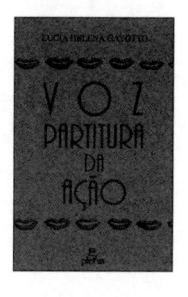

LETRAMENTO
REFERÊNCIAS EM SAÚDE E EDUCAÇÃO
Ana Paula Berberian, Cristiane Mori e Giselle Massi (orgs.)

A obra reúne estudos desenvolvidos por pesquisadores nos campos de educação e saúde em diferentes instituições do país. O tema do letramento, que tem sido objeto de discussão nos Parâmetros Nacionais Curriculares e em contextos clínicos, é abordado de maneira atual, constituindo um referencial teórico-prático para fonoaudiólogos, psicólogos, educadores, lingüistas, neurologistas e pediatras.

REF. 60076   ISBN 85-85689-76-5

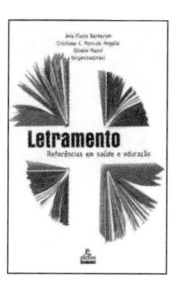

GAGUEIRA: ORIGEM E TRATAMENTO
Silvia Friedman

Pela análise dos depoimentos escritos e orais de 7 pessoas, a autora traçou um paralelo entre o processo de desenvolvimento da consciência e a manifestação da gagueira. E, a partir de uma cuidadosa interpretação do que estudou, aponta uma abordagem terapêutica eficiente.

REF. 60064   ISBN 85-85689-64-1

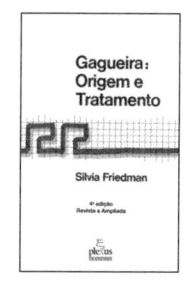

www.**gruposummus**.com.br

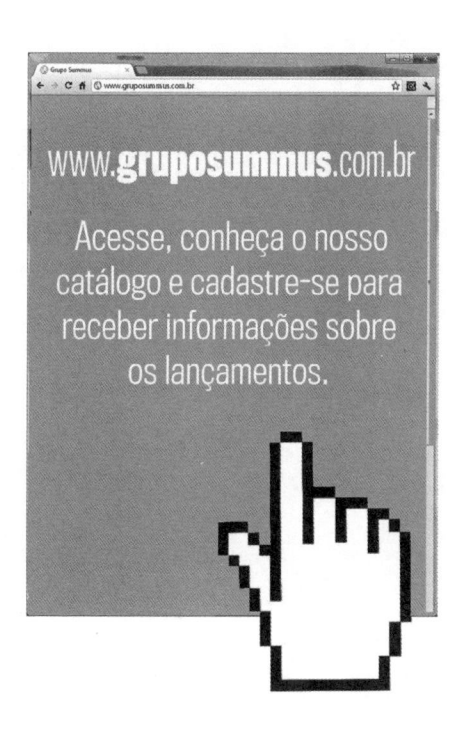

Acesse, conheça o nosso catálogo e cadastre-se para receber informações sobre os lançamentos.

www.gruposummus.com.br

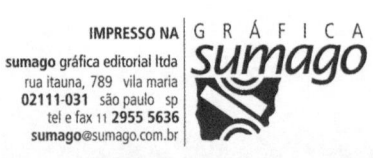

IMPRESSO NA
sumago gráfica editorial ltda
rua itauna, 789   vila maria
02111-031   são paulo   sp
tel e fax 11 **2955 5636**
sumago@sumago.com.br

GRÁFICA
sumago